열방약국
말기암 통합요법
상담소

한 권으로 끝내는 말기암, 전이암 통합요법의 모든 것

열방약국 말기암 통합요법 상담소

김훈하 지음

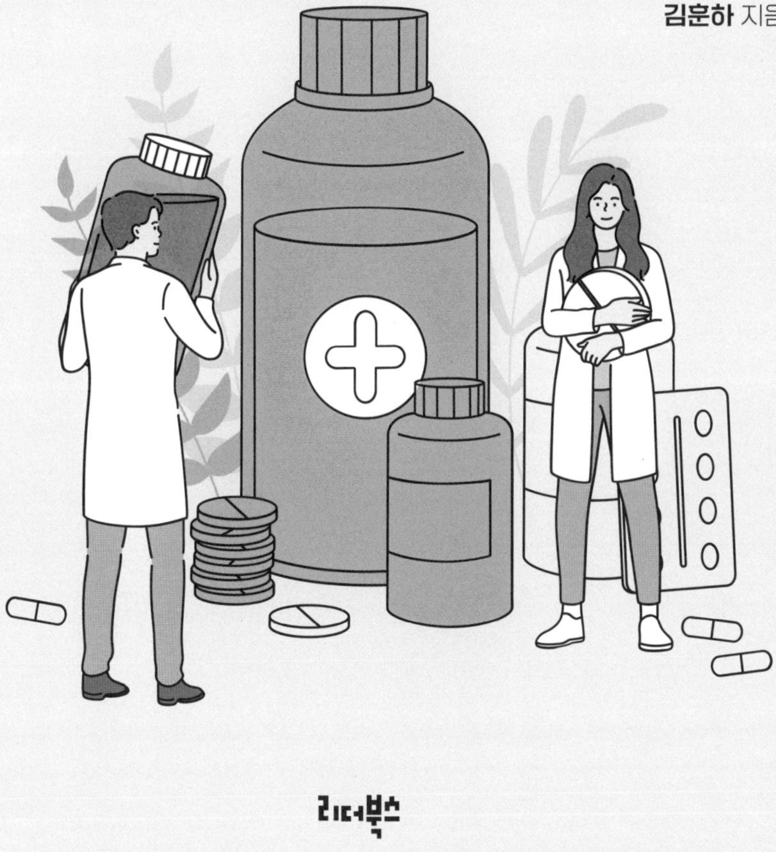

리더북스

감사의 글

이 책을 쓰도록 독려해주신 BRM연구소 박양호 실장님께 감사를 드립니다. 80세의 고령이신데도 매일 여러 편의 논문을 읽고 끊임없이 연구하는 본을 직접 보여주셨습니다. 환자에 대한 사랑과 긍휼을 가르쳐주셨고, 저를 새로운 사명으로 인도해주셔서 감사합니다.

중국에서 맡은 일을 잘 감당하는 남편 김밀알 선교사, 동은, 예은, 예승 등 우리 가족의 지속적인 격려와 사랑과 지지, 그리고 기도가 저에게 큰 힘이 되었습니다.

제가 가장 존경하는 아버지와 어머니에게 감사를 드립니다. 역경과 고난이 오면 더 강해지도록 저를 키워주셨고, 두 분의 삶의 걸음과 헌신을 보면서 많은 걸 배웠습니다.

함께 말씀 선포를 해온 말씀선포제단 한성준 목사님과 형제, 자매님들께도 감사합니다. 여러분의 선포 기도는 이 책을 쓰는 데 강력한 힘이 되어주었습니다.

나를 살리시고 일으키신 주님께 술람미 여인이 솔로몬에게 은 천을 드렸듯이 이 책을 바칩니다. (아가서 8:11-12) 나의 힘이 되신 하나님 아버지께 감사와 찬양과 영광을 돌립니다.

추천의 글

제가 암에 관한 연구를 한 지 40년이 지났습니다. 병원에서 손을 쓸 수 없는 수많은 말기암 환자들을 만나 온 시간이기도 합니다. 며칠 전에도 방송국 PD분이 병원에서 앞으로 1년 남았다는 소리를 듣고 저를 찾아왔습니다. 내년에 고3이 되는 아들이 있으니 2년만 더 살 수 있게 도와달라고 하는데 가슴이 먹먹했습니다.

김훈하 약사는 임상암학회에서 지난 2년 6개월간 분자생물학과 후성유전학에 관한 공부를 함께 해왔습니다. 2022년 5월 만남의 자리에서 '삼중음성유방암'에 관한 책을 써보라고 권유했습니다. 본인이 유방암 환자였고, 공부를 꾸준히 해왔기에 정리를 해보는 게 낫겠다 싶었습니다. 나이가 53세면 공부하기에 아주 좋은 나이니, 논문 한 편이라도 더 읽으면 사람의 생명을 건질 수 있다고 다그치기도 했습니다. 김훈하 약사는 2021년 첫 책 《열방약국 유방암 상담소》를 출간하고 이어서 또 새로운 도전에 응답하여 좋은 결과물을 가져왔습니다.

저는 김훈하 약사의 두 번째 책《열방약국 말기암 통합요법 상담소》가 종양학(Tumor immunology)의 교과서라고 해도 손색이 없을 만큼 일반 환자가 잘 이해할 수 있게 정리되었다고 평가하고 싶습니다. 책을 읽어보니 일목요연하고 설득력 있게 확실한 결과를 보여주고 있습니다.

첫째, 최근 후성유전학(Epigenetics)에서는 암의 원인이 유전자(일반적으로 체질)보다는 후천적으로 환경공해(자동차, 미세먼지), 식생활(담배, 술, 기름진 음식, 비만, 인스턴트식)과 관계가 깊다는 것을 밝혀냈습니다. 이 책은 저자 본인과 부친의 투병담을 통해서 많은 사람들에게 암을 예방하는 지식을 전달합니다.

둘째, 뒤늦게 암이 발견된 부친과 같이 암이 다른 장기에 전이되고 진행되면 치료가 어려워진다는 것을 알려줍니다. 다세포 생명체는 암의 발생을 숙명적으로 받아들여야 합니다. 그러나 이 책은 자신의 생활 습관을 되돌아보고, 원인을 찾아 바꾸고, 본인과 온 가족이 사랑으로 뭉쳐 모든 방법을 동원하면 말기암 치료도 결코 불가능한 것이 아니라는 사실을 보여줍니다.

셋째, 이 책은 암세포의 특징에 관한 중요한 지식을 제공합니다. 손자병법에 나오는 '적을 알고 나를 알면 백전백승'이란 구절이 암 치료에도 적용됩니다. 많은 사람이 암세포가 무엇인지, 분자기전도 모르고 암을 이겨내려고 하기 때문에 백전백패하는 것입니다.

넷째, 몸 안에서 생긴 암을 다스리는 치료 방법과 순서에 대한 옥과 같은 정보를 줍니다. 현대의학의 화학항암제, 방사선, 표적치료제의 작용과 효능을 알려주고 있습니다. 특히 면역 체크포인트, 억제제의 효능이나 부작용에 관한 설명과 환자 본인이 대처하는 방법이 잘 쓰여있습니다. 저자의 부친이 가장 좋은 예가 된 것입니다.

현대의학, 한방, 천연물 이 3가지 통합요법은 미국, 유럽 등 의료 선진국에서 최근에 치료하는 방법입니다. 특히 항암요법, 방사선 치료 시 만들어지는 다핵거대암세포(PGCC)가 재발·전이의 원인이라는 것을 알려주고 있습니다. 암 줄기세포를 치료해야 완전히 치료된다는 것은 최신 세계 암 관련 의학저널지에 발표된 정보입니다.

다섯째, 비소세포폐암에서 각종 장기로 전이되고, PD-L1 발현 80%인 상태에서 빠르게 증식하는 암의 성질을 확실히 억제한 놀라운 결과를 소개하고 있습니다. 화학항암제와 면역항암제를 쓰면서 암 줄기세포를 다스리는 보충제, 천연물을 써서 정상세포의 손상은 없이 암세포만 제어하는 치료법이 탁월하다고 봅니다.

저자는 본인이 약사이고 암환자였기에 끊임없이 암에 관해 연구하여 부친의 말기 폐암을 다스리고 질병에 승리하는 방법을 자세히 소개하고 있습니다. 이 책은 암으로 고통받고 있는 암 환우뿐만 아니라, 의학계, 한의학계, 천연물을 연구하는 분들에게 치료 교과서로 진심으로 추천하고 싶습니다.

박양호(BRM연구소 연구실장)

들어가는 말

암 진단 기술의 발달과 수술, 항암, 방사선의 표준치료를 통해 0기에서 3기 암의 생존율은 30년 전보다 훨씬 올라갔다. 그러나 말기암의 생존율은 30년 전과 다름없이 답보상태이다. 말기암 환자의 가족으로서, 유방암 2기 환자로서 또한 암환자를 상담하는 약사로서 이런 현실이 무척 답답했다.

갑작스러운 아빠의 폐암 4기 진단은 평화로운 일상을 살던 가족에게 큰 충격을 주었다. 아빠를 살려내야 한다는 목표가 이 책을 집필하게 된 가장 큰 동기였고, 어떻게 해서든 과학적이면서도 지름길이 되는 방법을 찾아내야 했다. 아빠의 폐암으로 인해 새로운 소명이 내게 주어졌다.

말기암을 공부하고 치료하는 방법을 찾아서 환자들의 고통의 무게를 조금이라도 덜어주고 싶었다. 물론 말기암의 무게를 견디어 낼 수 있는 환자와 가족들이 많지 않을 것이다. 그러나 암환자에게 말기암에 대한 이해를 돕는 것만으로도 치료 효과가 높아질 것이라고 나는 확신한다. 말기암 진단을 받았다면 당황하지 말고 제일 먼저 이 책을 읽으면서 전반적인 치료 방향을 정하고 표준치료의 한계점을 이해하며 치료를 시작할 수 있기를 바란다.

이 책의 1장은 아빠의 식이요법, 혈액검사의 수치 변화, 보충제, 천연물 요법 그리고 CT 검사지 결과까지 상세하게 투병 과정을 담았다. 80세 4기 암환자도 불과 6개월 사이에 건강을 회복하는 것을 읽는다면 독자들도 충분히 희망을 볼 수 있을 것이다.

2장은 암의 근원적 세포 단위의 변이에 대한 지식을 제공한다. 암세포와 암 줄기세포의 차이점, 암 줄기세포와 배아세포의 공통점을 이해하면 4기 암의 치료 방향을 알게 된다. 말기암은 암 줄기세포를 어떻게 효과적으로 제어하느냐가 관건이다.

3장은 세포독성항암제, 표적치료제, 면역항암제를 소개하고, 항암치료의 개념, 부작용, 내성을 이해함으로써 환자들이 표준치료에만 전부를 걸지 않도록 안내한다. 조직검사지, 혈액검사지, 면역화학검사지, 종양표지자, 줄기세포 마커의 개념을 알면 본인이 걸린 암의 유형을 이해하게 된다. 계속된 항암제로 인해 '다핵거대암세포'가 생성되고 이것은 다시 암 줄기세포로 변하고 아주 빠르게 증식한다는 것이 최신의 연구 결과이다.

4장은 삼중음성유방암의 기전과 호르몬 수용체 알파와 베타를 이해할 수 있게 한다. 특히 삼중음성유방암은 4기일 경우, 딱 맞춤형의 치료제를 찾기가 어렵다. 암 줄기세포가 발현된 삼중음성유방암을 표준치료와 천연물 복합제를 통해 제어할 수 있다는 근거를 제시했다. 삼중음성유방암 환자는 이 내용을 읽으면 치료의 이해도를 높일 수 있다.

5장은 세계적 치료 방향이 통합 치료를 표방하는 것과 논문을 근거로 천연물 복합제를 소개했다. 또한 항암 부작용을 한방 방제로 다스릴 수 있다. 오롯이 병원 치료만 바라보는 환자에게 여러 가지 선택지가 있다는 것을 알려준다.

6장에서는 혈관신생을 억제함으로써 암의 재발과 전이를 막는 보충제와 식이요법을 소개했다. 말기암 환자의 영양 결핍을 채워주는 보충제 요법을 통해서 악액질을 막고 빠르게 체력을 회복할 수 있음을 소개한다. 가장 중요한 것은 삶에 대한 강력한 의지이므로 말과 생각을 날마다 새롭게 해야 한다.

책에 비소세포폐암 4기, 두경부암 4기, 유방암 환자 등 다양한 사례를 언급했다. 이 책은 단지 이런 종류의 암에만 적용되는 것이 아니라 암 줄기세포가 발현된 악성 암의 뿌리까지 처리할 수 있다는 과학적 근거를 제시하고 있다.

암세포는 하나의 표적을 차단하면 다른 신호전달을 이용하여 증식하므로 '다중표적'을 동시에 막는 치료법이 중요하다. 발병 초기 3개월에 사활을 걸고 치료에 집중하여 암세포를 제압해야 한다. 현대의학의 장점을 이용하면서 항암제로 최대한 암세포를 먼저 사멸하고, 만약 항암제의 내성과 부작용이 발현되면 과감히 중단할 수도 있어야 한다. 현대의학과 천연물 요법을 함께 쓰는 통합요법(Combination Theraphy)을 통해 놀라운 치료 결과를 볼 것이다.

차 례

1장 // 4기 폐암에 걸린 아빠와 유방암 2기 딸의 슬기로운 대화

01 몇 년을 살지 결정하세요, 아빠! … 20
아빠의 진단 전(前) | 뒤통수의 전이암과 혓바닥 흑태 | 아빠의 진단을 받아들이는 과정

02 아빠! 항암 할 때 짜증내지 마세요 … 27
가족들과 항암 과정 전략 짜기 | 항암제 이해하기 | 첫 3개월은 속도전이다

03 입에 쓴 음식, 먹기 싫은 음식이 선택 1순위입니다 … 33
항암 음식 준비는 이렇게 하라 | 아빠의 반응 | 본격적인 투병 준비

04 아빠! 노력한 결과가 CT 검사와 혈액검사에서 보이네요 … 41
조직검사의 의미 | 혈액검사지 이해하기 | CT 결과

05 아빠 얼굴에서 빛이 나요 … 49
위기의 순간들 | 이렇게 암을 관리하면 된다

2장 // 암세포를 알면 치유전략이 보인다고?

06 세포막이 '세포의 뇌'라고 해요 … 58
유전자 도서관 | 세포대사 이해하기 | 세포의 신호전달

07 암세포의 독특한 생존방식 … 66
세포주기(Cell cycle) | 세포의 죽음 이해하기 | 암세포의 10가지 특징

08 암세포보다 더 '문제 세포'가 있다고? …74
줄기세포의 분류 | 암 줄기세포의 특성 | 암세포를 정상세포로

09 암 줄기세포와 배아세포가 성격이 같다고? …82
세포의 성장인자 | 배아세포의 증식 |
배아세포와 암 줄기세포의 저산소 환경 | 배아의 증식 신호

10 문제는 '내 몸의 환경'이야 …93
유전자를 봉인하는 메틸기 | 암 발현 스위치를 끄려면

3장 // 항암제가 암세포를 다 죽이지 못한다고요?

11 세포독성항암제는 정상세포에 손상을 줍니다 …100
세포독성항암제가 암세포를 다 처리하지 못한다 | 세포독성항암제의 부작용

12 표적항암제가 1개의 표적에만 작용한다면? …105
세포막에 암세포 신호전달 수용체가 있다 | 표적치료제도 내성이 있다 |
암종별 표적치료제

13 면역항암제는 면역세포인 T세포를 잠에서 깨우는군요 …112
면역관문이란? | 대표적인 면역관문 PD-1, CTLA-4 | 면역항암제 부작용

14 다양한 병기법 이해하기 …120
분화도에 의한 병기 이해하기 | 종양표지자 이해하기 |
면역조직 화학검사 이해하기 | 암 줄기세포 마커(Marker)

4장 // 삼중음성유방암의 치료 방향

15 삼중음성유방암의 최신 연구는 이렇게 말한다 …134
삼중음성유방암의 유형 | 상중음성유방암의 최신 연구

16 신호전달과 천연물 …140
EGFR 경로와 천연물 | YAP 경로와 천연물 | BCL11A 유전자 |
NF-κB 경로와 천연물

17 콩은 호르몬양성유방암에 섭취해도 되나요? …149
호르몬양성유방암의 알파, 베타수용체 | 제니스테인의 역할 |
지질뗏목의 이해

18 암세포가 암 줄기세포로 변하는 환경은? …156
계속된 항암으로 다핵거대암세포가 만들어진다 |
암과 염증지표 이해하기 | 암의 전이

5장 // 최신 연구가 밝히는 천연물의 효능

19 세계의 통합 치료 현실 …164
통합의학(Integrative medicine)의 추세 |
중국의 중서(中西) 결합 처방의 효과 | 일본의 한방 사용

20 알칼로이드, 폴리페놀의 효능 …171
황금(Wogonin) | 황련(Berberin) | 고삼(Matrine) |
청피(Apigenine)와 진피(Naringenine)

21 대표 천연물 복합물 …178
BRM270 | AFNC

22 항암 부작용을 조절하는 천연물과 생약 …182
수술 후 체력 저하, 전신 권태감 | 오심, 구토, 식욕부진 | 변비, 설사 |
말초신경장애 | 부종 | 기침 | 불면, 우울 증상 | 암 악액질 |
예후 영양지수 | 암환자와 운동

23 한방 생약의 효능 …192
주요 한방 본초 | 분자생물학 표적과 항암 생약과 천연물

6장 // 전이암, 말기암 환자의 관리

24 항암과 영양요법을 병행하라 … 198

왜 영양요법인가? | 영양요법의 이점 | 마법의 탄환은 있을까?

25 암의 먹이를 없애라 … 205

세 번째 재발암이 사라지다 | 눈이 먼 면역계를 깨우라

26 혈관신생을 억제하는 식단과 천연물 … 210

혈관신생(Angiogenesis) | 혈관신생을 조절하는 식품 |
오메가3 지방산의 섭취

27 보충제의 종류와 의미 … 217

좋은 보충제 선택하기 | 체액을 교정하는 죽염 |
신진대사를 교정하는 액상 칼슘 | 면역계를 올리는 베타글루칸 |
콜레스테롤 균형을 갖게 하는 오메가 |
비타민C는 천연물에서 추출한 천연비타민C로 섭취하라 |
염증을 제거하는 커큐민 | 잔디의 뿌리까지 제거하는 후코이단 |
체내 대사를 활성화해주는 미네랄 |
영양을 보충해주는 퀴노아 단백질, 귀뚜라미 단백질 |
장내 유익균을 보충하는 유산균

28 3개월의 기적 만들기! … 231

뇌 가소성 이해하기 | 무의식과 의식의 세계를 바꾸라 |
내가 할 수 있는 것을 시작하라

1장

4기 폐암에 걸린 아빠와 유방암 2기 딸의 슬기로운 대화

01

몇 년을 살지 결정하세요, 아빠!

아빠의 진단 전(前)

나는 5년 전에 유방암 2기로 투병을 시작했다. 5년여 동안 암에 관해 공부하고 식이요법과 보충제를 병행하며 좋은 생활 습관을 들인 덕분에 건강을 빠르게 회복했다. 그런 후 2021년 11월 《열방약국 유방암 상담소》를 출간하여 독자들에게 큰 호응을 얻었다. 책을 읽은 독자들은 치료 방법에 관해 더 구체적인 내용을 알고 싶어 했다. 상담을 요청하는 유방암 환자들이 점차 늘어났고 그분들과 나눈 모든 내용을 책에 담아서 도움을 주고 싶은 열망이 생겼다.

나의 부모님은 투병 기간에 든든하게 지지해주셨고, 항암 일정에 맞춰 밑반찬과 김치 등을 챙겨주셨다. 그런 중에 2021년 친할머니가 103세로 소천하셨는데 우리 가문은 '건강 장수 집안'이라는 자부심이 있었다.

5년 전, 내가 암에 걸리자 엄마는 아빠 건강이 염려되었는지 얼른 종합건강검진을 받아보라고 독촉하셨다. 전신 CT를 찍어서 혹시 모를 질병이 있는지 알아보자고 거듭 말씀하셨다. 검사 결과 아빠의 장에서 3cm의 용종이 발견되었고, 조직검사를 해보니 암이었다. 우리 가족은 '0기 암'이어서 다행이라며 안심했었다.

그 당시에는 암에 관한 공부를 막 시작할 때여서 유방암에 관해서만 집중했었다. 만약, 지금 아빠가 '0기 암'이란 진단을 받았다면 식습관과 생활 습관, 보충제에 대해서 엄격하게 관리를 해드렸을 텐데…. 아빠는 0기 암이었지만, 간단히 대장 내시경으로 떼어냈기에 본인이 '암환자'라는 인식이 전혀 없었고, 시간은 강물처럼 흘러갔다.

아빠는 매일 걷기와 골프를 열심히 하셔서 체력도 좋으시고 잔병치레는 없는 편이셨다. 엄마가 혈압이 높아 약을 먹고 스텐트 시술까지 하신 상태여서 아빠보다 엄마의 건강을 먼저 챙겼었다. 그런데 아빠는 50년 이상 흡연을 해온 치명적인 생활 습관이 있었다. 식사 후엔 슬그머니 사라지셨는데 알고 보니 골목에서 담배를 피우셨다. 이런 생활 습관은 엄마와 적지 않은 갈등을 불러일으켰다. 할머니가 일절 복용하는 약도 없이 103세에 2주 정도 앓으시고 자듯이 세상을 떠나셨기에 아빠도 할머니 유전자를 받아서 건강할 거라고 막연한 생각을 하고 있었다.

아빠는 엄마로 인해 아침 한 끼는 야채식을 하고 있었다. 하지만 간식으로 빵, 떡, 과자, 과일을 많이 섭취하여 암을 판정받은 즈음에는 혈당이 조금씩 상승했다. 여동생이 종합병원 임상병리사이기에 부모님의 각종 검사를 빠지지 않고 살뜰히 챙겨주었다. 부모님은 10년 전부터 종합병원의 각 과를 돌면서 건강 체크를 하고 있었다. 2020년 6월에도 아빠는 폐 CT를 찍었는데 그때 아무것도 발견되지 않아 그다음 검사는 엑스레이로만 체크를 하던 중이었다. 아빠가 흡연을 오래 한 것이 걱정되어 정기적인 검사를 해왔다.

뒤통수의 전이암과 혓바닥 흑태

2021년 12월, 3차 코로나 백신을 맞은 후부터 아빠가 심한 피로감을 호소했다. 엄마와 함께 아침 운동 가는 루틴을 하지 못하는 날이 생겼다. 엄마는 낮에 자꾸 잠을 자는 아빠를 걱정스럽게 바라보셨다. 그렇게 2022년 1~4월까지 아빠는 몸이 피곤하다고 하셨고 운동량과 식사량도 줄어들었다. 키 167cm에 체중이 72kg였는데 4월에는 67kg이 되었다. 그때가 돼서야 엄마는 아빠의 체중이 많이 줄어든 상황을 내게 알리셨다. 친정집에 와서 아빠의 혀를 살펴보니 가운데에 새까만 흑태가 끼어있었다. 한의학적으로 혀는 건강의 지표를 나타내는데 말기암 환자에게서 볼 수 있는 흑태였다.

상태가 좀 심각하다는 것은 알았지만 겉으로는 내색하지 않았다. 먼저 정밀검사를 하자는 말이 내 입에서 나오지 않았다. 아빠와 운동을 같이 하는 친구분이 엄마에게 아빠의 우측 갈비뼈 밑에 불뚝 튀어나온 것이 있다고 알려주었다. 아빠는 혼자서 골프를 과도하게 쳐서 갈비뼈에 금이 갔다고 생각하고 정형외과 진료를 받으셨다. 동시에 머리 뒤통수에 작은 종기가 생겨서 피부과에 다니며 항생제를 복용하셨다. 한 달 동안 동네 의원 두 군데를 다녔는데 머리 뒤의 종기는 골프공만 해졌다. 이런 모든 상태를 가족이 알게 된 것이 4월 말이었다. 아빠는 대수롭지 않게 생각했기 때문에 혼자서 병원에 다니신 것이다.

여동생의 지휘하에 아빠는 종합병원 피부과에서 진찰을 받았다. 머리 뒤통수와 갈비뼈 밑의 골프공 크기의 두 군데 조직을 떼어내어 조직검사를 했다. 결과는 전이성 편평세포암이었다. 피부과에서 종양내과로 바로 연계해서 CT 검사와 다른 혈액검사를 마쳤다. 며칠 사이에 아빠는 피부과 검사를 받으러 갔다가 집에 오지 못하고 입원하게 되었다. 피부과 선생님을 만나기 위해 기다리는 시간에도 아빠는 슬그머니 사라지셨다. 하루에 담배 10개비를 피우셨는데 그날도 그렇게 마지막 담배인 줄 모르고 병원 뒷동산에 올라가서 담배를 피우고 오셨다.

아빠의 병원 검사 결과는 가족들에게 너무나 큰 충격을 주었다. 담배는 오래 피웠지만, 기침도 숨이 차는 증상도 없으셨고, 감기도 잘 걸리지 않던 아빠였다. 종합병원을 거의 매달 다니면서 건강관리를 잘하고 있다고 생각했었다. 폐도 6개월에 한 번씩 엑스레이를 찍었는데 발견하지 못한 것이다. 암이 이미 우측 폐는 6.7cm, 좌측 폐는 3.5cm, 간의 전이는 2.5*1.5cm, 머리 뒤통수와 갈비뼈 밑의 피부 전이와 림프절 전이가 있는 상태였다. 진단명은 4기 폐암 중 비소세포폐암이고 그 중 편평세포암이었다. 의사 선생님은 결과가 나오자마자 항암 스케줄을 잡아주셨다.

아빠의 진단을 받아들이는 과정

이름도 생소한 비소세포폐암이었다. 4기 폐암이 주는 무게감은 너무나 컸다. 5년 생존율이 10% 정도이고 항암제 내성과 부작용이 큰 것을 알고 있었기 때문이다. 아빠는 '암'이라는 건 어렴풋이 아셨지만, 정확한 상태는 모르셨다. 가족 중 누구도 아빠에게 4기 폐암이고 전이가 여러 군데 되었다고 말할 수 있는 사람이 없었다. 동생에게 결과를 전해 듣고 5년 전에 내가 했듯이 관련 자료를 찾기 시작했다. 2020년부터 나는 임상암학회에서 후성유전학과 분자생물학을 공부하고 있었다. 관련 논문과 책을 읽으며 치유의 지름길을 찾아야 했다.

4기 환자의 처음 3개월은 0~2기 환자의 3년과도 같은 시간이다. 우왕좌왕할 시간이 없다. 한번 방향을 잘못 잡으면 다시 되돌릴 수 없는 결과를 만나게 된다. 그래서 나는 아빠에게 정면 돌파를 해야겠다고 결심했다. 환자가 정확히 본인의 병기를 알고 치유과정을 이해하는 것만으로도 치료 효과가 올라간다. 내가 그러했듯이 '살고자 하는 의지', '삶에 대한 갈급함'을 아빠에게서 끌어올려야 했다. 어쩌면 너무나도 당돌하고 어처구니없게 들릴 수 있는 말을 아빠에게 할 수밖에 없었다.

"아빠, 조직검사 결과가 나왔는데 4기 비소세포폐암이에요. 간과 머리 뒤통수, 갈비뼈 아래 쪽에 전이가 있어요. 폐에도 7cm 정도로 꽤 크기가 커요."

내가 담담히 전하자 아빠는 잠시 아무 말이 없으셨다. 눈만 껌벅껌벅하다가 방으로 들어가셨다. 잠시 후 점심 식사 식탁에 앉아서 나는 아주 밝은 톤의 목소리로 아빠에게 말했다.

"아빠! 살 건지 죽을 건지 선택하세요. 나는 산다고 생각하면 살고요, 지금부터 나는 죽는다 생각하면 죽는 겁니다. 살고 죽는 것이 아빠의 선택에 달렸어요."

아빠가 빙긋이 웃으셨다.

"아빠, 산다고 선택하셨죠? 그럼 몇 년을 더 사실 건지 선택하세요. 10년? 아니면 15년?"

엄마는 내 말을 듣고 "지금 아빠 나이가 80인데 15년은 너무 했다. 10년만 더 살자" 하셨다. 우리는 함께 웃으며 "그래 우리 아빠는 10년을 더 살자."라고 선포했다.

그날 아빠는 엄마와 나의 대화를 미소를 띠며 듣고만 계셨다. 병원에 입원한 후 여동생이 병기를 설명하자 아빠는 "나는 7년만 더 살란다." 하시며 스스로 강한 삶의 의지를 표현하셨다. 아빠는 내가 유방암을 씩씩하게 이겨내고 건강해졌을 뿐만 아니라 새로운 삶을 사는 것을 지난 5년간 묵묵히 지켜보셨다. 마음에 '할 수 있다.'라는 실낱같은 희망을 붙잡은 것이다.

02

아빠! 항암 할 때 짜증내지 마세요

가족들과 항암 과정 전략 짜기

아빠의 치료 계획이 나왔다. 세포독성항암제 2가지(파클리탁셀, 카보플라틴) 총 4회와 면역항암제(키트루다)는 최대 2년을 맞는 계획이다. 3주마다 투약하고 처음 4회는 이 3가지를 한꺼번에 맞는 것이다. 2~3달마다 CT 촬영을 해서 항암제 반응을 평가하기로 했다. 유방암 2기 환자로서 카보플라틴, 파클리탁셀을 단독으로 3개월씩 총 6개월의 항암을 했다. 나는 누구보다 더 이 항암제가 주는 의미를 알고 있었다. 80세의 몸으로 단독 요법도 아니고 3가지를 동시에 투여하는 항암제라니 마음이 무거웠다.

아빠의 항암을 위해 온 가족이 나섰다. 우선 가족 단톡방을 만들었다. 이전에는 우리 가족이 자주 안부를 묻고 다정한 말을 주고받는 사이가 아니었다. 다들 전반적으로 무뚝뚝한 타입이라 표현에 서툴렀다. 특히 아빠와의 대화는 거의 없었고, 얼굴을 보는 것만으로 안부와 대화로 대체되었다. 2박 3일 입원을 하는데 보호자 없이 혼자 있을 아빠를 생각하니 울컥 울음이 올라왔다. 처음으로 아빠와 대화하며 "아빠, 많이 사랑해요. 꼭 나으실 거니까 걱정하지 말고 치료 잘 받고 오세요."라는 표현을 해보았다. 아빠도 나에게 "너희가 착하게 잘 자라줘서 너무나 고맙다."라고 말씀하셨다. 단톡방에는 손자, 손녀, 아들, 딸, 사위들의 응원과 감사의 글들이 올라왔다.

아빠가 혼자 입원해 있는 동안 지루하거나 우울하고 슬픈 생각이 날 때, 응원의 글과 추억이 넘치는 사진들을 보도록 단톡방에 올려놓았다. 2박 3일 항암 주사를 맞는 동안 집에서는 엄마가 분주해지셨다. 3남매인 우리는 자연스럽게 일을 분담했다. 엄마가 항암식을 준비하는 것도 힘든 일이기에 장보기는 우리 남매가 나누어 한 것이다. 아빠의 병원 통원과 매일 한 번씩 '체온, 맥박, 심박수, 체중'을 재는 표를 만들어 적는 일은 남동생이 맡았다. 얼굴 혈색이 어떤지, 혀 색깔은 어떤지, 대변 상황, 소화 상태, 부작용 유무 등을 3남매 단톡방에 올려주었다. 물도 그동안은 정수기를 썼는데 미네랄이 풍부한 생수로 바꿨다. 1등급 유기농 달걀 주문과 온라인 장보기는 여동생이 맡아 주었다.

우리 가족은 누나, 언니로 인해 이미 항암 가족 이력이 있었기에 일사불란하게 움직였다. 나는 엄마에게 식이요법을 지도했다. 그동안의 식단에서 뺄 것과 추가할 것을 꼼꼼하게 점검했다. 아빠가 좋아하는 단 과일, 찐빵, 떡 종류, 식용유 사용과 고기를 식단에서 제하게 했다. 나는 아빠의 로션, 샴푸, 립스틱, 치약, 통증에 쓸 크림 등 완전히 기존 제품은 치워버리고 항암 환자용으로 천연제품을 보냈다. 15가지가 넘는 보충제를 보내어 아빠가 항암 1주일 전부터 복용하기 시작하셨다. 날마다 집으로 택배 물품이 쏟아져 왔다. 우리는 암이 오게 했던 외부적인 환경을 완전히 바꾸었다.

항암제 이해하기

항암제는 탁솔(파클리탁셀)은 3시간, 네오플라틴(카보플라틴)은 1시간, 키트루다(펨브롤리주맙)는 30분씩 정맥주사로 3주에 1번씩 진행되었다. 항암제 투여 30분 전에는 과민반응 억제제(페니라민), 항구토제(덱사메타손), 위산분비 억제제(에취투)를 정맥주사하여 부작용을 줄여준다. 항암제 투여 24시간 후에 뉴라펙(호중구감소증 예방)을 피하주사로 맞고 퇴원하는 일정이다. 경구용 처방약으로 항구토제를 주었다. 대표적인 항암 요법의 부작용은 골수 기능억제, 특히 항암제 투여 후 1~2주에 백혈구, 호중구 수치가 감소하게 된다. 호중구 수치의 감소로 사람이 많은 곳은 피하고 회나 익히지 않은 음식은 주의해야 한다.

울렁거림과 구토가 있을 수 있어서 항암제를 맞은 후 3일 정도는 가볍게 식사하는 것이 좋다. 구내염을 예방하기 위해서 부드러운 칫솔과 항암용 치약, 가글을 준비하여 구강 청결에 신경을 썼다. 탈모가 진행되기에 1차 항암제를 맞은 후 아빠는 깨끗이 머리를 밀으셨다. 단톡방에서 아빠의 사진을 보니 나와 아빠의 두상은 너무나 똑 닮아있었다. 가족은 우리 두 사람을 두상 미남, 미녀라고 불러주며 이 시간을 힘들게 받아들이지 않고 있는 그대로 직면했다.

나는 시스플라틴을 맞은 후 2차 때 구내염이 너무 심하게 왔었다. 혀뿌리 쪽에 생긴 큰 구내염으로 말하기 힘들고 음식을 삼키는 게 수월하지 않았다. 울렁거림이 심해서 3개월 내내 음식 먹기가 힘들고 입안 세포가 손상을 받아 조금의 매운 음식도 먹을 수 없었다. 체온이 너무 저하되어서 매일 건식 족욕을 하고 전기 쑥뜸기를 안고 살았다. 2018년 여름은 기온이 38도에 달할 정도로 특히 무더웠다. 우리 가족은 내가 너무나 추워했기에 에어컨 한 번을 못 틀고 그해 여름을 보냈었다. 탁솔을 맞았을 때는 무릎, 허리, 손목 관절이 아리듯이 아팠다. 1주일 동안 계단을 내려가지 못할 때도 있었다.

면역항암제인 키트루다도 부작용이 있다. 빈혈, 백혈구 수치 감소, 피부 발진, 변비, 설사, 혈당 상승, 간 수치 상승과 갑상선 기능 저하, 신장 기능 저하 등 만만치 않은 부작용이 있다. 폐암 환자의 카페에서 키트루다 부작용으로 피부 발진이 난 환자의 사진을 보았다. 등 전체가 발진이 일어났고 대상포진까지 겹쳐서 한쪽 등이 새까맣게 변해 있었다. 우리 3남매는 이런 부작용에 관한 공부를 하고 집에 비상약들을 준비해 놓았다. 족욕기, 쑥뜸기, 온도계, 산소 포화도 검사기, 피부 발진 연고, 해열제, 진통제를 챙겨놓았다.

첫 3개월은 속도전이다

말기암 환자들은 증상이 나타나면 당황하고 병원을 찾아 검사하고 결과를 기다리는 시간이 길어진다. 이때 초조해하다 아무것도 하지 않고 귀한 시간을 흘려보낼 수 있다. 결과가 나오지 않았더라도 일단 '암'이라고 여겨진다면 생활 습관과 식이 습관을 빠르게 교정해야 한다. 또 가족이 온 힘을 합해야 기적과 같은 결과가 나올 수 있다. 나는 항상 하는 말이 있다. '병원과 의사 선생님이 하는 일이 있다. 그리고 환자와 가족이 해야 하는 일은 우리 스스로 해야 한다.' 항암제, 수술과 방사선 치료는 의사 선생님이 최선으로 계획할 것이다.

나는 아빠에게 '아빠의 할 일'을 규정했다. 아빠가 해야 할 일은 엄마가 준비한 식단대로 식사하는 것, 큰딸이 주는 보충제를 다 복용하는 것이었다. 이것은 누가 대신해 줄 수 없음을 강조했다. 다행히 아빠는 처음 진단받고 입원하는 2박 3일 동안 담배를 자연스럽게 끊으셨다. 가족들은 혹시 아빠가 편의점에서 담배를 사서 피울 수 있어서 내심 걱정했었다. 내가 아빠에게 한 질문 때문에 '살려고 결심'을 하신 것이다. 항암을 끝낸 아빠는 먹어야 할 15가지에 달하는 보충제를 보면서 약간의 짜증을 내셨다. 속이 더부룩한데 이 많은 걸 어떻게 먹냐고 하셨다.

아빠의 항암제 투여 후 부작용을 살펴보겠다. 처음에는 암의 활동이 강해서 체중감소와 식욕감퇴가 있었다. 음식을 섭취하면 더부룩하다며 많이 드실 수가 없었다. 1~2kg의 체중감소는 오히려 아빠의 과체중을 정상체중으로 돌아오게 했다. 변비 증상과 탈모 증상이 있었다. 관장을 몇 번 했고 식이조절을 통해서 배변은 곧 좋아졌다. 항암제를 투여한 후 1~3일 정도는 얼굴이 벌겋게 될 정도로 열이 좀 올랐으나 38도까지 오르다가 정상으로 떨어졌다. 5회차가 되면서 발끝이 저리는 증상이 약간 나타났고 약간의 추위를 타셨다.

아빠는 처음 몇 번은 항암 입원을 하는 걸 내심 좋아하셨다. 엄격한 식단을 벗어나 병원 식사도 하고 편의점에서 간식도 먹을 수 있었기 때문이다. 처음에는 동생이 아빠에게 드시고 싶은 걸 물어보니 '만두'가 먹고 싶다고 하셨다. 동생은 '수제만두'를 사다 드렸고, 아빠는 너무나 맛있게 드셨다고 한다. 병원에서 특별식으로 식단을 선택하는 날은 아빠가 '돈가스'를 선택하셨다고 동생이 전해주었다. 집에서 먹을 수 없는 기름진 고기류, 밀가루를 먹을 수 있는 날이었다. 회차가 거듭되면서 아빠의 입맛이 변해갔다. 어느새 병원 식사가 맛이 없다고 하셨다. 야채 위주의 식단이 몸을 활기차고 가볍게 해주는 것을 몸소 알게 된 것이다.

03 입에 쓴 음식, 먹기 싫은 음식이 선택 1순위입니다

항암 음식 준비는 이렇게 하라

나의 암 투병으로 부모님은 야채식에 대해 이해하고 있었고 한 끼 정도를 이 식단으로 유지해오셨다. 똑같은 보충제를 써도 어떤 환자는 간 수치가 오르고, 어떤 환자는 드라마틱한 효과를 본다. 그 이유는 식단의 차이에 있다. 인스턴트식, 기름진 튀김, 치킨류, 야채가 없는 식단을 하면 아무리 좋은 보충제와 천연물을 써도 몸에서 받아들이지 못한다. 환자는 몸의 소변의 ph 수치가 산성으로 많이 기울어져 있다. 암세포 자체에서도 젖산을 많이 내뿜기에 점점 산성화가 되고, 암세포가 살기 좋은 환경이 만들어진다.

집에서 할 수 있는 가장 좋은 항암 식단은 '야채를 최대한 많이 섭취하기'이다. 얼마나 간단한가! 엄마는 5일 치의 야채 식단을 한꺼번에 준비했다. 이것을 김치냉장고에 보관했다가 꺼내서 데워 먹으면 된다. 매일 야채를 씻고 준비하는 것은 너무 힘든 일이다. 항암식은 최대한 간단하면서 다양한 야채를 섭취하는 방법을 써야 한다.

2인이 매일 아침 섭취한 양은 다음과 같다.

미국의 암연구소에서 발표한 〈디자이너푸드〉 표에 있는 항암 작용이 있는 야채를 최대한 포함한다. 식단에는 철저히 식용유, 설탕, 밀가루, 붉은 고기를 완전히 배제했다.

아침 식단

- 사과 5개, 토마토 7개, 당근 4개, 오이 3개, 비트 1개, 양배추 1/2, 브로콜리 1개(5일 분량)
- 토마토, 당근, 브로콜리, 양배추는 삶는다. 나머지 야채와 함께 넣고 믹서기로 간다.
- 아침에 그릇에 담아 야채 동결 가루를 두 스푼 넣는다.
- 유기농 동결 가루: 신선초, 케일, 밀싹, 보리 새싹, 미강
- 준비한 야채식 + 동결 가루 + 1등급 삶은 달걀 1~2개 + 찐 단호박 또는 고구마 + 견과류(호두, 아몬드) + 5곡 미숫가루(보리, 귀리, 현미, 검정콩, 찹쌀) 한 스푼 + 양파즙 1포
- 과일: 바나나, 포도, 복숭아(한두 조각). 하루 섭취량
- 찐 마늘을 으깨서 꿀에 넣어 병에 저장한 것을 한 수저 먹는다.

아침에 대략 20가지 이상의 항암 푸드를 한 끼에 섭취하는 것이 좋다. 점심은 한식으로 각종 국을 많이 끓여서 한 끼 분량씩 냉동실에 넣

었다가 돌아가면서 섭취한다. 황태 전복미역국, 된장국, 장어탕, 생선구이, 전복죽 등이다. 세포독성항암제를 맞은 후 1주일은 울렁거림으로 식사를 많이 하기가 힘들다. 이때 주로 아빠가 많이 드셨던 음식은 누룽지이다. 찰보리, 현미, 흰쌀, 검정콩으로 밥을 해서 프라이팬에 직접 눌러서 많이 만들어 놓는다. 식사하기 힘들 때 따뜻한 현미 누룽지가 체온을 올리고 빠르게 흡수할 수 있다.

아빠의 반응

처음에는 위와 같은 식단을 제공했을 때 약간의 불만을 표현했다. 이전의 습관은 하루에 믹스커피 2~3잔, 간식으로 아주 달콤한 빵, 떡, 과자 등이었다. 담배를 끊었지만 달짝지근한 기호 음식 끊는 것을 힘들어하셨다. 나는 인내심을 가지고 암세포의 성질에 관하여 설명했다.

"아빠, 4기 폐암인데 전이암이 있다는 것은 '0~2기' 암세포와는 성질이 다릅니다. 전이된 암세포는 아주 빠르게 자랍니다. 아빠 머리 뒤통수의 조그만 염증이 한 달 사이에 골프공만 해졌지요? 전이암은 살기 좋은 환경이 되면 본색을 드러내고 급속히 자랍니다. 해결책은 전이암 세포가 싫어하는 먹이만 주어야 합니다."

아빠에게 디자이너푸드를 알려드리고 "이 표에 있는 식물들이 암세포가 싫어하는 야채입니다."라고 설명을 해드리니 금방 이해하셨고,

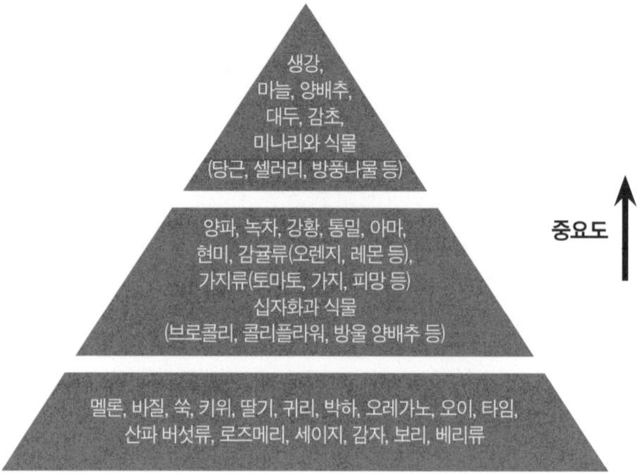

디자이너푸드(출처: 미국국립암연구소)

입에 쓴 음식, 먹기 싫은 음식도 받아들이기 시작하셨다. 이러한 식단은 종양의 성격을 악성에서 온순하게 바꿀 수 있다.

암에 걸린 동물에게 과도한 설탕 섭취는 수명을 단축한다는 실험 결과가 있다. 아빠에게 '건강을 유지하는 유일한 방법은 원하지 않는 것을 먹고, 좋아하지 않는 것을 마시고, 싫은 것을 하는 것이다.'라는 마크 트웨인의 명언을 제시했다. "항암 3차 후 첫 CT 결과에서 분명히 암세포의 빠르게 증식하는 성질이 꺾일 것"이라고 말했다.

식이요법과 함께 아빠에게 믿음으로 말하는 '건강 선포문'을 적어 드렸다. 4기의 전이암은 일반 암세포에서 더 나쁜 성격이 발현된 '줄기세포 암'이다. 현재의 의학적 치료로 이 '줄기세포 암'을 직접적으로 사멸하는 방법은 아직도 의학계의 난제이다. 우리는 자신의 힘만으로는 암을 정복할 수 없다. 우리가 최선을 다하지만, 창조주에게 도움을 요청하는 것이 가장 빠른 지름길이다. 성경의 마태복음 7장 7~8절 말씀을 되뇌었다.

'구하라 그러면 너희에게 주실 것이요 찾으라 그러면 찾을 것이요 문을 두드리라 그러면 너희에게 열릴 것이니 구하는 이마다 얻을 것이요 찾는 이가 찾을 것이요 두드리는 이에게 열릴 것이니라.'

아빠와 엄마는 내가 적어준 '건강 선포문'을 소리 내어 날마다 읽으셨다.

❶ 나는 10년을 더 산다.
❷ 예수님의 보혈이 날 깨끗하게 하신다.
❸ 암세포는 날마다 줄어든다.
❹ 새로운 세포로 재생된다.
❺ 항암 주사를 거뜬히 맞는다.
❻ 나는 행복하고 감사하다.

이렇게 간단한 선포가 결과를 다르게 만든다. 일단 10년이라는 목표를 향해 아빠의 뇌와 마음과 몸은 작동하게 된다. 삶의 목표를 가지고 투병하는 것이 무엇보다 중요하다.

책을 쓰기 위해 아빠에게 "항암을 해보니 어떠세요?"라고 심경을 여쭈어보았다. 통증이 없고 크게 힘들지 않다고 하셨다. 엄마도 처음에는 충격을 받아 울고 혈압도 올라갔는데 지금은 감사하고 행복하고 즐겁다고 하셨다. 말기암 환자를 돌본다는 것이 쉬운 일이 아니다. 엄마는 보호자 역할을 잘 감당하셨고 이렇게 하면 치유된다는 확신이 마음속에 생겨났다.

본격적인 투병 준비

암환자 가족 중의 한 명은 병원 전담, 한 명은 식사 담당, 한 명은 치유전략 담당으로 분담하면 효과적이다. 한 사람이 다 감당하기에는 4기나 전이암의 무게가 무겁다.

나는 유방암 2기 환자였지만 장보기는 인터넷으로 하고 가족들이 돌아가면서 집안일을 해주고, 운전, 음식 만들기를 해주었다. 가족들의 도움도 있었지만, 대부분 시간은 혼자서 치유의 방향을 잡고 스스로 항암 식단을 준비했다. 나는 나이도 젊고 2기였기에 가능했다. 전이암과 말기암은 암이 자라는 속도가 빠르고 나타나는 증상도 다양하다. 병이 상당히 진행된 상태이기에 기력이 급격히 쇠퇴해지고 체중이 많이 빠지거나 심각한 증상들이 발현된 후이다.

이럴 때는 절대 스스로 관리할 수가 없다. 그렇다고 우왕좌왕할 시간도 없다. 이 책에 있는 지침대로 식단을 빠르게 세팅하고 병원 의사 선생님의 처방에 맞춰서 항암, 방사선 치료를 진행한다. 가족들이 여러 명이 동원된다면 긴 투병 시간을 지치지 않고 효율적으로 대처할 수 있다.

4기 환자에게 녹즙을 추천하는데 보호자가 준비할 수 있다면 너무나 좋다. 그러나 2기 환자였던 나는 녹즙 준비가 너무 힘들었다. 그 녹즙을 마시는 것도 고역이어서 몇 번을 버렸다. 그래서 간편하게 선택한 방법이 '유기농 동결 가루'를 타서 마시는 것이다. 식사 준비가 어렵다면 일반식을 하면서 '유기농 동결 가루'를 물에 타서 자주 마시는 것이 큰 도움이 된다.

가장 좋은 방법은 '야채 섭취의 극대화'이다. 항암 중의 말기암 환자는 생야채를 갈아먹기가 힘들다. 소화력이 떨어져 있으므로 '수프' 형태로 만들어 자주 마시면 된다.

식이요법에 대한 환자의 이해와 가족들의 이해가 치유의 첫걸음이다. 몸의 환경을 '암이 싫어하는 환경'으로 만드는 것이 우선이다. 환자의 음식의 간은 미량 미네랄이 풍부하게 들어있는 죽염으로 간을 하고 천연간장, 고추장, 된장으로 양념한다. 설탕 대신 매실이나 유기농 꿀을 사용한다. 마늘, 생강, 후추, 고추는 강력한 항암 작용이 있으니 많이 사용

항암 구매 물품 리스트

- 고성능 믹서기, 찜기
- 천연제품의 각종 양념류(고추장, 된장, 간장), 죽염
- 천연으로 된 바디케어 용품: 샴푸, 로션, 비누, 치약, 부드러운 칫솔
- 족욕기, 온도계, 쑥뜸기, 심박수 체크기, 체중계
- 유기농 동결 가루: 신선초, 케일, 보리 새싹, 밀싹, 브로콜리 등
- 천연 야채 세정제: 칼슘 파우더

해도 된다.

항암 구매 물품 목록을 참고해서 필요한 것을 준비한다. 가장 기본적인 목록이다. 다 필요하므로 한꺼번에 구매한다.

병원 치료를 본격적으로 시작하기 전부터 식이요법을 하면 항암제는 암세포만 공격하고 정상세포는 항암제를 견뎌내게 된다. 나의 책 《열방약국 유방암 상담소》를 읽은 환자들이 식단의 변화로 항암 부작용이 줄어들었고, 수월하게 항암치료를 받았다는 피드백을 주었다. 식단은 간단하다. 다시 한번 강조하자면 '식용유, 우유, 유제품, 설탕, 밀가루, 붉은 고기'를 식단에서 완전히 제거하면 암의 치유가 빨라진다.

병원에서는 식단지도가 너무나 단순하다. 호중구가 떨어지지 않기 위해 단백질 공급에 집중하게 한다. 말기암 환자가 우유를 마시고 유제품으로 만든 단백질 보충제를 쓰면 암은 급격히 전이되고 자라난다. 동물성 단백질과 동물성 지방 섭취는 최소화해야 한다. 대신 1등급 유기농 달걀을 삶아서 1일 2개를 섭취하고, 바다에서 나는 전복, 문어, 황태, 기타 흰살생선으로 보충한다. 암세포의 표면에는 포도당을 흡수하는 수송체가 정상세포보다 3~8배 이상 많다. 철저히 잡곡식을 하고 인슐린을 급격히 올리는 식단을 피해야 한다.

04

아빠! 노력한 결과가 CT 검사와 혈액검사에서 보이네요

조직검사의 의미

아빠의 조직 병기 진단 결과 내용은 다음과 같다.

조직검사 결과지

조직 병기 진단 결과 [2022-05-10]

[Name Of Operation]
Skin, right chest wall, punch biopsy
[Pathological Diagnosis]
[Final report]
PRESENCE OF INVASIVE SQUAMOUS CELL CARCINOMA in dermis see note

Note) 병변이 dermis에 국한되어 있고 epidermis와의 연결성은 관찰되지 않아 피부 원발보다는 전이성 squamous cell carcinoma 가능성이 고려됩니다. Clincopathological correlation 요망됩니다.

[Additional report]
Immunohistochemical staining result og tumor(SK2)
PD-L1(SP263): Positive(80% moderate intensity) in tumor cells

폐에 직접 조직검사를 하지 않았고, 머리 뒤와 우측 갈비뼈 밑의 두 군데 조직검사를 했다. 전이성 편평세포암으로 PD-L1이 80% 이상 발현된 결과였다.

진단을 위한 조직검사를 하면 상처로 인해 근접 장기로 암의 전이 위험이 있다는 논문 결과가 있다. 유방암을 유발한 쥐에 조직검사를 시행했을 때, 폐로 전이가 쉽게 일어난다는 내용이다. 조직에 상처를 주면 이 조직을 복구하는 신호체계가 실행된다. 지혈하는 혈소판이 혈관 내에서 암세포를 싸고 면역세포를 속이고 암세포의 이동을 돕기 때문이다. 특히 조직검사를 하기 전후로 암세포의 이동을 억제하는 천연물을 섭취하는 것이 무엇보다 중요하다.

비소세포폐암의 5년 생존율은 1기 환자가 60~80%, 2기 환자가 30~50%, 3A기 환자가 10~30%, 3B기 환자가 5%, 4기 환자가 2%에 불과하다. 4기 환자의 조직검사지와 면역화학검사지의 내용을 읽고 치료의 방향을 이해하는 것은 중요하다.

다음과 같은 내용이 많이 등장할 것이다.

- ER, PR: 여성호르몬 수용체
- Her2, EGFR, MET, KRAS: 세포막의 수용체
- p53: 암억제유전자, 세포 사멸작용
- ki67: 암증식 속도
- CD34, 44: 암 줄기세포 마커
- SALL-4, Oct3/4, Sox2: 배아세포 성장 신호
- ALK, Wnt, Hedgehog: 성장인자
- PD-L1: 면역항암제 지표

용어가 어렵지만 이 책을 읽어나가면서 차츰 그 의미를 이해하게 될 것이다. 이 용어들은 암세포가 나타내는 성장인자, 표적 수용체 여부, 암억제유전자 변이 여부, 유전자 변이 여부를 나타내는 지표이다.

유방암 환자가 ER, PR 양성이라는 것은 암이 에스트로겐과 프로게스테론 수용체에 반응한다는 뜻이다. 치료 방향은 여성호르몬을 차단하는 약을 쓰는 것이다.

비소세포폐암을 일으키는 변이로는 EGFR이 가장 많다. 이 EGFR에 양성이면 이것을 타깃으로 하는 표적치료제를 쓴다. 대표적인 EGFR 표적치료제로는 타그리소, 이레사, 지오트립, 타세바가 있다.

p53은 대표적인 암억제유전자이다. 이 지표에 positive2가 나타나면 변이가 되었다는 것이다. 이 책 후반부에 위의 각 표적과 유전자 변이에 대응할 천연물(Natural product), 파이토케미컬

(Phytochemical) 요법을 소개할 것이다.

말기암은 수술이 불가한 경우가 많다. 이미 전신에 퍼져 있어 원발 부위를 수술하는 것이 의미가 없는 상태이다. 아빠는 수술은 할 수 없는 상태이고, 항암제를 쓰는 방법만이 제시되었다. PD-L1 발현 80% 이상이어서 면역항암제가 결정되었고, 키트루다를 2년 투여하는 방향이었다.

혈액검사지 이해하기

아빠의 2022년 5월 3일 첫 항암 전과 항암 후의 혈액검사지 중 꼭 의미를 알고 있어야 하는 부분을 정리해보았다.

검사	참고치	21.11.19	22.05.03	22.05.13	22.07.27	22.09.07	22.09.10	22.11.09
백혈구	4~10.8	7.12	11.19	8.05	8.64	6.19	12.69	6.4
헤모글로빈	13~18	15.5	13.3	12.9	11.7	13.0	13.8	13.7
호중구	40~73	59.2	72.9	70	65	61.1	77.1	57.9
임파구	19~48	31.6	17.6	14.3	22.3	26.0	9.7	29.8
혈당	80~118	114	116	185	115	117	133	125
Alk. Phos	39~111	79	114	150	85	76	73	87
LDH	225~455		541	414	372	328		390
CRP	0.1~6	1.2	62	118	1.5	0.3	44.7	0.7

백혈구의 정상 범위는 4~10이다. 아빠는 암이 본격적으로 발현하여 4월에는 11.19에서 항암이 시작되니 도리어 백혈구 수치가

14.71(22.5.27)로 치솟았다. 대부분의 항암 환자들은 백혈구가 5에서 시작하여 4 또는 3 이하로 떨어진다. 아빠의 백혈구가 올라간 것은 몸에서 염증 반응들이 나타나고 있고, 암세포와 정상세포가 사멸되는 것이 아니라, 어쩌면 항암제가 듣지 않고 있다는 의미이기도 하다. 항암 투여 6회 차(22.9.7) 직전의 검사에서는 6.19로 아주 건강한 정상인의 수치가 되었다. 백혈구의 수치 변화만 관찰해도 몸의 변화와 면역력의 정도를 파악할 수 있다.

헤모글로빈 수치는 항암제를 맞으니 조금씩 떨어졌다가 정상으로 올라왔다. 젊은 40대의 유방암 환자들도 백혈구 4, 헤모글로빈 12를 항암 중에 넘기기가 힘들다. 80세 노인이 항암 5번에 수치가 회복되는 것은 이례적인 일이다. 혈당도 꼭 관리해야 한다. 높은 혈당은 IGF-1을 활성화하고 이것은 또한 몸속 염증을 일으킨다. 항암제로 인해 혈당이 오르므로 식단 조절이 필수이다. CRP 지수는 염증 수치인데, 암이 급속히 커지기 시작한 5월, 6월에는 정상 수치의 1,000배가 넘게 높아졌다. 항암 3차부터 이 수치가 정상으로 되기 시작했다.

2022년 9월 7일 혈액 수치가 너무 좋아서 우리는 환호했다. 그날 혈액검사와 CT 검사를 진행하고 동시에 항암 6차로 키트루다를 맞았다. 5차까지 부작용이 없던 키트루다가 드디어 6차에 엄청난 부작용(22.9.10)을 일으켰다. 열이 38도로 오르고 전신이 부어올랐다. 몸무게가 2일 만에 3kg이 늘어날 정도로 부종이 심했다. 얼굴이 코와 귀가 부어올라서 다른 사람이 되어 버렸다. 결국 추석날 응급실에 가서 스테로이드 수액을 맞고 귀가했는데, 키트루다의 전신 부작용은 너무나 충격을 주었다. 혈액검사 결과 다시 4월 혈액 수치로 돌아간 느낌을 받았다. 일주일 동안 스테로이드 처방약을 복용하고 안정을 되찾았다.

우리는 의사 선생님과 상의하여 키트루다를 중단하기로 했다. 키트루다는 T세포의 면역회피를 제거하고 면역을 활성화하는 작용이 있는데 부작용으로 자가면역을 일으킬 수 있다. 자기 자신을 적으로 여기는 증상들, 피부 발진, 가려움증, 갑상선 질환이 생길 수 있다.

말기암 환자는 어느 때까지 항암제를 맞을지 결정하는 것이 어려울 수 있다. 개인적인 관점으로는 너무나 심각한 부작용과 급격한 체력저하와 체중감소를 겪으면서 항암제를 투여하는 것은 잃는 것이 많다고 본다. 힘들면 항암제를 중단하고 다시 몸을 추스르고 체력을 키우는 다른 요법들을 실행하는 것이 효과적이다.

CT 결과

2022년 5월 초에 처음 CT를 찍었고, 두 번째는 6월 25일이었다. 좌측 폐에 6.3cm가 4.6cm로 줄었다. 우측 폐에 1.6cm가 1cm로 줄어들었다. 작은 1.2cm가 0.7cm로 줄어 있었다. 간 전이 부분도 2.3*1.6cm가 1.6*0.9로 작아졌다. 머리 뒤통수와 우측 갈비뼈 전이 부분도 머리 뒤쪽은 사라졌고, 우측 갈비뼈 부분도 줄어들었다. 아빠가 열심히 좋아하지 않은 음식을 섭취하고, 철저히 금연하고 삶의 의지를 올

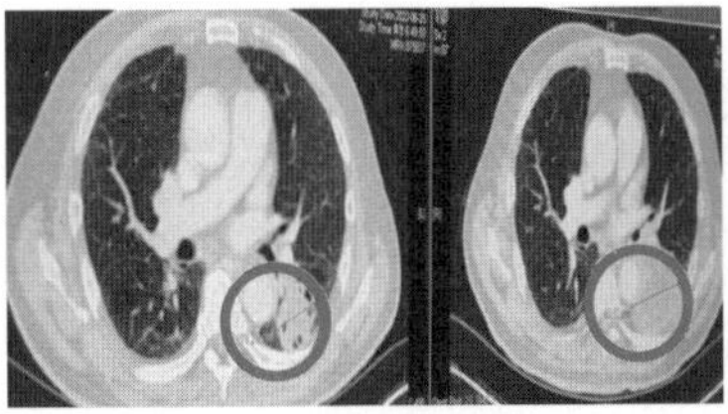

9월 7일 CT 결과(좌측 폐 6.8cm—3.9cm)

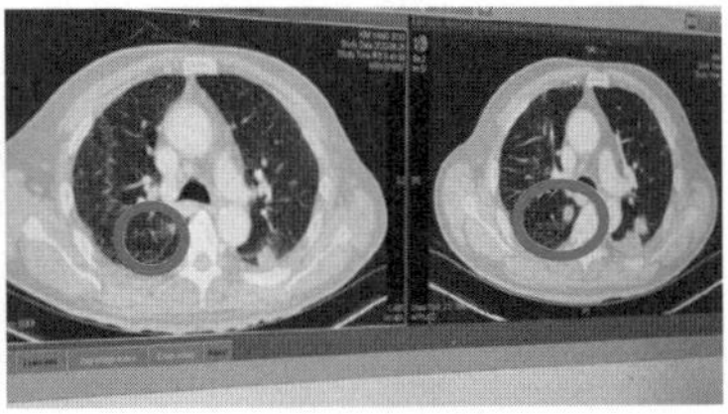

9월 7일 CT 결과(우측 폐 1.6cm—0.6cm)

리고 목표를 가진 것이 검사 결과에 그대로 나타났다.

유방암 환자인 나는 선항암을 8차까지 6개월 동안 맞았다. 6개월 동안 2.9cm에서 2.3cm로 2.5cm가 2.1cm로 줄었었다. 당시에 어차피 전절제 수술할 예정이었기 때문에, 고생스럽게 항암치료를 할 필요가 있을까 하는 회의도 들었다. 림프절 전이가 있어서 항암으로 그 전이를 억제하려는 치료법임을 지금은 이해하고 있다.

이런 경험이 있었기에 아빠가 단 2달 만의 항암제로 이렇게 크기가 줄었다는 것이 믿기 힘든 결과였다. 아빠는 15가지의 보충제와 천연물 알칼로이드 복합제를 함께 썼다. 그랬기에 부작용은 거의 없이 항암 5번을 거뜬히 80세에 해낸 것이다. 4차에 걸친 세포독성항암제도 50세인 나보다 수월하게 해내셨다.

5차 항암이 끝난 후, 2022년 9월 7일 찍은 CT 결과는 한 달 반 사이에 암의 크기가 더 줄어들었다. 혈액검사 수치도 백혈구 6,100, 호중구 61, 임파구 26, CRP 수치 0.3, LDH 수치도 안정적인 정상 수치로 내려왔다. 특히 백혈구 수치가 6,000대로 항암 5차에 도달했다는 것이 놀라웠고, CRP 수치가 0.1~6이 정상인데 0.3인 것도 놀라운 수치였다. 몸 안에 염증이 사라졌고, 면역력도 정상에 올라왔다는 의미다. 특히 식사를 잘하고, 혈색이 좋아진 것이 외적인 변화이다. 항암 중 암환자의 혈색은 핏기가 없고 누렇고 심하면 시커멓다. 아빠는 담배 피우던 과거보다 얼굴색이 좋아졌다.

2022년 CT 검사 결과

CT 검사 날짜	5월 3일	6월 25일	9월 7일	12월 7일
좌측 폐	6.8cm	4.6cm	3.5cm	2.5cm
우측 폐	1.6cm	1.0cm	0.6cm	0cm
간	2.3*1.6cm	1.6*0.95cm	1cm	0cm

2022년 9월 말, 항암 중단을 결정하고 가족들은 앞으로 어떻게 병세가 진행될지에 대해서 궁금해했다. 항암을 받지 않으니 하루가 다르게 아빠의 혈색은 더 좋아졌고, 6개월 동안 소실되었던 근육도 붙기 시작했다. 11월 혈액검사 결과도 좋았기에 가족들은 안심하게 되었다. 12월 7일의 CT 검사 결과는 문외한인 사람이 보아도 처음과 비교했을 때 암이 거의 보이지 않았다. 우측 폐에 림프절과 암이 꽤 있었는데 너무나 깨끗해졌고, 간도 9월에 1cm였던 암이 보이지 않았다. 이미 뒤통수와 갈비뼈 밑은 육안으로도 보이지 않았다. 좌측 폐의 2.5cm는 3개월 만에 1cm가 원발부위에서 줄어든 것이다.

05

아빠 얼굴에서 빛이 나요

위기의 순간들

6차 키트루다를 맞고 이틀째, 엄마는 아빠 몸에 발진이 돋는다고 전해주셨다. 어느 정도의 피부 발진은 환자가 감당해야 하는 대표 부작용이기에 걱정하지 말라고 했다. 폐암 카페에 있는, 피부 발진으로 등 전체가 시커멓게 된 사진을 보내주면서 이 정도인 분도 있으니 연고 바르고 좀 견뎌보라고 했다.

아빠는 원래 표현도 없고 잘 참으시는 분이다. 피부 발진 사진을 찍어 보내온 걸 보니 벌겋게 전체에 올라와 있었다. 나는 전신부종인 상태는 상상하지 못했다. 자녀들이 오는 추석날 아침이 되었을 때 아빠의 얼굴은 퉁퉁 부어올라 있었다.

나는 발진을 가라앉히는 약을 가지고 친정에 갔다. 아빠의 상태는 먹는 약으로 해결할 수 있는 발진이 아니었다. 체중이 3kg 불어나고 귀, 코, 눈두덩, 손, 발, 다리 전신이 다른 사람이 되어 있었다. 체온도 38도가 넘었다. 아빠는 괜찮다고 하셨지만 곧바로 응급실로 향했다. 여동생과 남동생이 동행하였고, 피 검사 결과는 이틀 사이에 염증 수치인 CRP가 0.3에서 44.7로 올라갔고, 백혈구는 6,000에서 12,000으로 상승했다. 밤에 자는 동안 기도와 호흡기가 부어올랐다고 상상하니 끔찍했다. 정말 '하나님이 도우셨다.'라고 고백했다.

병원에서 스테로이드제와 수액 처방을 받아 치료하고 조금씩 안정을 찾는 데 10일이 걸렸다. 일주일 후 혈액검사에서 CRP 수치가 떨어졌다. 이때부터 우리는 심각하게 고민하기 시작했다. 10일 후에 또 항암을 할지를 놓고 의견이 갈렸다. 여동생과 남동생은 아빠의 의견을 따르자고 했고, 아빠는 의사 선생님 결정을 따르겠다고 하셨다. 나의 의견은 '이건 면역항암제의 심각한 부작용으로, 항암으로 암이 급성 증식을 할 수 있으므로 당장 중단해야 한다'는 것이었다. 나는 고진행성 종양(Hyperprogressive disease, HPD)에 대한 논문과 아빠가 복용하고 있는 보충제와 천연물 BRM270 자료를 가지고 병원에 갔다.

의사 선생님도 HPD를 잘 알고 있기에 가족들의 결정대로 하겠다고 했다. 나는 80세 노인이 항암 중에 이렇게 혈액 수치가 좋을 수 있냐고 물었다. 단순히 항암만 한 것이 아니라 15가지의 보충제와 천연물

요법을 써 왔기에 부작용 없이 항암을 해온 것이라고 배경 설명을 했다. 의사 선생님은 차트에 내가 한 말들을 받아 적으셨고, 논문도 체크했다. 아빠, 엄마, 여동생과 나는 의사 선생님과 일치된 의견을 얻어냈고, 기쁜 마음으로 항암 중단을 결정했다. 왜냐하면 가족들은 이제 내가 하는 식이요법과 보충제와 천연물 요법을 신뢰하게 되었기 때문이다. 항암만이 답이 아니라는 결론을 얻게 된 것이다.

이렇게 암을 관리하면 된다

아빠가 항암 부작용이 거의 없고, 암세포가 줄어들게 한 방법을 간단하게 요약하면 다음과 같다.

❶ 철저한 식이요법 실시
❷ 명확한 목표 제시
❸ 결핍되어 있는 영양소 채우기
❹ 천연물을 통한 정밀한 암 신호전달 차단 및 사멸
❺ 가족의 사랑과 협력

첫째, 식이요법은 먹지 말아야 할 것을 철저히 끊었다. 앞에서도 언급했듯이 육류, 우유, 유제품, 밀가루, 설탕, 식용유를 식단에서 배제했다. 야채 10가지 이상과 잡곡밥, 생수 마시기, 적절한 단백질 섭취이다.

둘째, 살아야 하는 목표를 제시했다. 10년을 더 살겠다는 목표를 가졌고, 아빠는 50년 이상 피우던 담배를 끊었다. 나는 특별히 처음 3개월을 목표로 했다. 암의 크기를 첫 3개월에 줄이고 암의 성질을 꺾이게 해야 한다고 제시했다. 제시한 목표대로 검사 결과가 나왔다. 환자는 검사 결과에 용기를 얻어서 더 앞으로 전진할 수 있게 된다.

셋째, 결핍된 영양소는 15가지 보충제로 채웠다. 나의 스승님은 '마법의 탄환'은 없다고 항상 말씀하셨다. 어떤 한 가지로 암을 치료한다는 건 어리석은 생각이다. 다른 사람이 '이것 먹고 나았다'라는 소리를 따르면 안 된다.

나의 책《열방약국 유방암 상담소》보충제 부분에 적힌 내용대로 처방했다. 죽염, 액상 칼슘, 미량 미네랄, 천연비타민 ADEK, 셀레늄, 녹차추출물, 후코이단, 액상 오메가3, 클로로필, 베타글루칸, 효소제, 퀴노아 단백질, 커큐민, 아로니아, 엠에스엠 등이다. 너무 많은가? 그렇지 않다. 이 많은 종류를 복용하고도 간 수치는 더 정상으로 돌아왔다. 성분이 같다고 흡수율과 활성형이 같지 않음을 명심해야 한다. 제발 인터넷과 직구 구매는 말기암 환자의 선택이 되어서는 안 된다. 반드시 약의 전문가인 암 전문 약사의 도움을 받아야 한다.

다음 표는 표준치료와 영양보충제를 쓴 환자의 생존율을 비교한 것이다. 일반 폐암 환자는 30개월 생존하고, 영양보충제를 섭취한 환자의 생존율은 72개월로 늘어났다. 암환자를 상담하면서, 의사 선생님이 아무것도 복용하지 말라고 했다는 말을 많이 들었다. 너무나 안타까운

영양요법이 폐암 치료 결과 개선

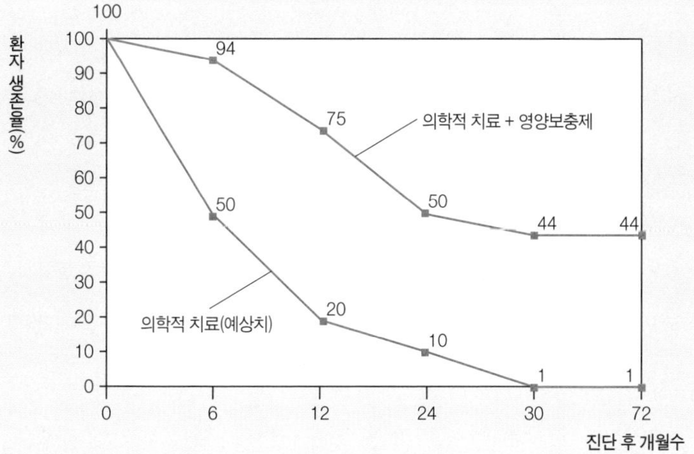

*의학적 치료(방사선요법, 화학요법)
*Jakkola, K. et al, Anticancer research, vol. 12, p. 599, 1992

말이다. 의사 선생님은 환자들이 마구 복용한 보충제로 간 수치가 올라가는 부작용을 많이 봐왔기에 그렇게 말할 수밖에 없을 것이다. 정확하게 목표를 타격하는 보충제 요법은 말기암 환자의 생존율과 큰 연관성이 있음을 명심해야 한다.

넷째, 이 책에서 2장부터 소개하는 암 줄기세포와 세포 신호전달과 수용체를 차단하는 천연물을 적극적으로 복용했다. 천연물 15가지를 폐암에 맞춰서 달여 마셨고, 또 7가지의 천연물이 들어있는 특허물을 복용했다. 이 2가지가 암의 뿌리까지 해결해 주었다. 보충제로 체력이 떨어지지 않고 항암을 받았고, 정상 면역으로 돌아오게 했다. 천연물 요법으로 암에 전달되는 증식 신호를 차단해버렸다. 항암 중에는 이 쓴맛의 약을 1일 1포밖에 복용을 못 했다. 항암은 소화력을 떨어뜨리고 입맛도 잃게 해서 많이 먹지 못한다. 아빠를 겨우 독려해서 1일 3회 복용해야 하는데 1포를 복용했지만 그래도 효과는 뛰어났다. 항암을 중단하고 나서는 1일 2회로 복용하고 있다.

마지막으로, 가족들의 사랑과 협력이 정말 큰 힘이 되었다. 누구 한 명만 이것을 감당하려 했다면 무척 지쳤을 것이다. 한 사람에게만 짐이 가지 않도록 우리는 자연스럽게 본인이 잘하는 걸 열심히 했다.

가장 큰 역할은 역시 엄마의 식사 준비다. 항상 신선한 재료로 입맛 없어 하는 아빠에게 맞춰서 요리하셨고, 나의 지시대로 식단을 준비하셨다. 많은 종류의 보충제를 먹기 싫어하는 아빠에게 놓치지 않고 챙겨주셨다. 하나의 팁은, 보충제를 아침 야채수프에 10가지 이상을 다 타버렸다고 한다. 아빠는 자신이 몇 가지를 복용하고 있는지 인식하지 못했다. 내가 쓰는 보충제는 천연에 가까워서 식사처럼 복용해도 되는 것이기에 가능했다.

우리 가족은 항암 중단 이후 아주 정상적인 일상생활을 하는 아빠를 보면서 적절한 때 정확한 결정을 했다고 생각한다. 3주마다 하는 항암을 중단하니 아빠의 기력은 하루가 다르게 좋아졌다. 5개월 항암으로 다리, 엉덩이 근육이 현저히 감소하고, 오래 걷지도 못하셨다. 아빠는 매일 걷기를 시작하셨고, 내년 봄에는 골프 라운딩을 나갈 것을 기대하고 있다.

엄마도 "이렇게 암을 다스리면서 지내면 되는 거지?" 하시며 날마다 회복되는 아빠를 바라보며 감사하셨다. 동생들도 아빠가 처음 암을 진단받고 느꼈던 불안감이 사라졌고, 각자의 일터에서 열심히 일하고 있다. 우리 가족은 이제 평안함 가운데 일상을 보낸다.

2장

암세포를 알면 치유전략이 보인다고?

06

세포막이 '세포의 뇌'라고 해요

유전자 도서관

암을 이해하기 위해서는 우리 몸의 가장 기본 단위인 세포의 역할에 대해서 아는 것이 중요하다. 암이 생기는 원인은 유전, 외부 유해환경의 영향, 생활 습관(알코올, 흡연)과 내부적으로는 세포 단위에서 이루어지는 DNA 변이로 볼 수 있다. 이 책에서는 주로 세포 단위에서 이루어지는 신호체계와 성장인자에 대한 접근법으로 암 치료의 방향을 제시한다.

분자생물학의 발달과 유전자 변이 검사의 발달로 암의 성격과 유형에 대해서 더 자세히 알게 되었다. 원인을 알면 치료 방법을 찾는데 지름길로 갈 수 있다. 정상세포는 언제 성장하고 분열하는가에 대한 정확한 계획과 세포 사이의 신호전달에 엄격한 규칙을 가지고 있다.

생명 활동이 일어나는 모든 화학반응에는 단백질이라는 효소가 있어야 하고 이 자극을 세포 내부로 전달하게 하는 것도 단백질이다. 단백질의 설계정보를 담당하는 분자가 바로 DNA이고 '카세트테이프'에 비유할 수 있다. 이 테이프에 '녹음된 부분'에 해당하는 것이 유전자이다.

수정란에 존재하는 유전자 청사진이 세포에 전달되고 그대로 분화를 거쳐 특성이 분명한 세포의 역할을 담당한다. 3만 5,000개의 유전자 도서관에서 세포는 서로 다른 책(개별 유전자)을 책꽂이에서 꺼내 필요한 부분을 읽는 것이다. 유전정보가 담겨있고 두 개의 가닥으로 된 DNA는 4개의 염기, A(아데닌), G(구아닌), C(씨토신), T(티민)로 구성된다. 4종류의 염기를 3개씩 조합하고 이것을 그대로 베껴 쓰는 작업을 전사라고 한다.

필요한 부분만 똑같이 베껴서 만드는 역할을 하는 분자를 메신저 RNA(mRNA)라고 부른다. 이렇게 메신저 RNA가 전사되어 단백질로 번역하는 것을 '유전자 발현(Gene expression)'이라고 한다. 유전자 발현을 조절하고 온(on), 오프(off)를 하게 하는 특별한 단백질이 있다. 이것에 문제가 생기면 돌연변이가 생긴다. 체세포의 돌연변이는 후대에 유전되지 않는다. 암 발생의 대부분은 체세포의 돌연변이(Somatic mutation)가 원인이 되고 있다. 생식세포에 생긴 돌연변이만 후대에 유전되므로, 일반적인 체세포 돌연변이가 원인이 되는 암은 후대에 전달되지 않는다.

1982년 방광암 유전자 RAS를 처음 발견했는데, 이 유전자는 모든 암에서 33%의 변이를 보인다. 실험을 통해 정상세포와 방광암세포 5,000개의 염기 조합을 분석한 결과, 단 하나의 염기만 달랐다. 정상세포는 GCG GGC GGT, 방광암세포는 GCG GTC GGT라는 배열이었다. 정상 유전자의 G가 방광암세포에서는 T로 바뀌었다. 이런 작은 차이가 유전자 발현을 바뀌게 한 것이다. 마치 '님'이 '남'으로 인쇄된다면 책의 내용이 완전히 바뀌는 것과 같다. 다른 실험은 정상세포에 강력한 RAS 유전자를 주입하여 관찰한 결과, 단 한 번의 암유전자 주입으로 정상세포에 변화를 주지 못했다. 인간의 암세포는 단 한 번의 돌연변이로 변화되는 것이 아니라, DNA의 누적된 돌연변이와 노화로 누적된 변이가 원인임이 밝혀지고 있다. 흡연은 10년의 누적된 변이를 1년으로 단축되게 할 수 있다. 비흡연자에게 수백 년 걸릴 변이가 흡연으로 인한 폐암, 방광암을 10~20년 안에 발생시키는 것이다.

세포대사 이해하기

세포는 포도당과 산소를 이용해 세포 내의 미토콘드리아가 에너지 ATP를 만들어 생존해나간다. 암세포는 미토콘드리아에서 이루어지는 산소대사보다는 세포질에서 산소를 사용하지 않고 포도당을 분해하여 젖산을 생성한다. 이것을 해당과정 또는 발효대사라고 부른다. 산소대사는 에너지를 34~36 ATP 만들어 내지만, 발효대사는 2 ATP를 만든다. 종양 세포는 발효대사를 통해 젖산을 방출하므로 세포 주위를 산성화시킨다. 종양 세포는 글루타민을 이용해 미토콘드리아 대사를 통해 에너지를 만들기도 한다. 글루타민은 전이를 일으키는 주된 원료로 사용되므로 이것을 표적화하면 전신 전이를 억제할 수 있다. 포도당 대사보다 포도당과 글루타민이 함께 대사될 때 젖산이 더 많이 합성된다. 종양 세포는 포도당을 주 에너지원으로 쓰지만, 세포 구조물을 위해서 지방과 단백질도 에너지원으로 쓰고 있다.

2011년 〈셀〉지에 발표된 암의 10가지 특징 중 하나는 에너지대사의 재프로그래밍이다. 암세포는 에너지 생성 방법을 상황에 따라 변경하고 신진대사 속도를 높인다는 것이다. PET 검사를 통해서 암의 전이를 알아볼 수 있는데 하얗게 변한 부분이 포도당이 많이 발현된 부분이다. 이것으로 암세포가 포도당을 정상세포보다 많이 쓴다는 것을 볼 수 있다. 급속한 성장을 하기 위해서 많은 포도당을 통해 에너지를 만드는 것이다. 또한 세포 내 산소의 35% 결핍은 기능 장애를 가져오고 '발효대사'로 에너지 생성 방법을 바꾼다.

최신 연구에서 삼중음성유방암은 포도당 수송체(Glut1, glucose transporter1)가 과발현되어 있는 것이 밝혀졌다. 호르몬양성유방암, 허투 양성유방암에 비해서 높은 포도당 흡수, 젖산 증가, 미토콘드리아 대사 호흡 감소 등의 특징이 나타났다. 4기에서 예후가 좋지 않은 삼중음성유방암이라면 포도당 대사의 개선이 치료율을 높이는 데 도움이 될 것으로 보인다. 또한 국립암센터의 김수열 교수팀은 기존의 암세포의 에너지원을 포도당으로 보던 학설을 뒤엎고, 지방산 산화에 의존한다고 2020년 발표했다. 췌장암 발생 쥐 실험에서 지방산 섭취를 차단하고 탄수화물로 대신했을 때 암 발생이 4배나 감소한 것을 발견했다. 에너지원을 대체하는 것으로 암 발생이 감소한 것은 항암치료에 견줄 만한 효과라고 하고 비만과 암 사망률을 밝히는 데 도움이 될 것이라고 한다.

결론적으로 암세포는 에너지대사에 포도당, 아미노산(글루타민), 지방산을 모두 사용하고 있다는 것이다. 암환자는 혈당이 치솟는 식사를 피해야 한다. 흰 쌀밥, 흰 밀가루, 단 과일, 단 케이크 종류를 피해야 한다. 인슐린 분비가 암의 전이와도 관계가 있기 때문이다. 지방의 섭취를 주의해야 하는데 포화지방산(육류에 함유되어 있음), 오메가6 지방산(각종 식용유에 함유)의 과다 섭취는 암세포의 증식과 관련이 있다. 이런 기름은 세포막의 유동성을 낮추고, 콜레스테롤 수치의 증가는 미토콘드리아의 유동성과 기능에 손상을 준다. 포도당과 글루타민을 동시에 이용한 경우 저산소 환경에서 암세포는 오래 생존하게 된다.

세포의 신호전달

사람들이 휴대폰, 이메일, SNS를 통해 연락하는 것처럼, 세포도 신호를 주고 연락을 하는 사회성 활동을 하고 있다. 세포는 자신의 신호전달물질을 밖으로 보내거나 인접 세포는 서로 부착함으로 의사를 전달한다. 코넥신(Connexin)이라는 단백질로 파이프 모양의 구멍으로 인접 세포와 물질을 교환한다. 멀리 떨어져 있는 세포에는 신호전달물질을 분비한다. 세포막에는 이런 신호를 받는 수용체(Receptor)가 많이 붙어 있다. 이 수용체에 결합하는 물질을 리간드(Ligand)라고 한다. 세포막은 이런 신호전달이 이루어지는 '세포의 뇌'에 해당한다. 세포막에는 '지질뗏목(Lipid raft)'이 존재하는데 인지질 이중층이 뗏목처럼 세포액 위에 떠 있고, 유동성이 있다.

세포막의 유동성이 좋아야 신호전달이 잘 이루어진다. 우리가 섭취한 기름 중 오메가3 함량이 높아야 인지질의 유동성이 좋아지고, 오메가6가 많을수록 세포막의 유동성이 떨어진다. 세포 신호는 세포분열, 세포분화, 세포사멸 등 세포 내 반응을 일으킨다. 암세포는 성장억제 신호를 무시하고 끝없이 성장하여 불멸의 세포가 되는 것이다. 정상세포는 실험실에서 배양액에 영양소를 주면 단지 살아있는 상태로 유지된다. 여기에 혈청을 넣으면 증식을 시작한다. 혈청에는 성장인자가 있어 분열을 유도하는 것이다. 30~50회를 분열하면 세포가 서로의 접촉억제(Contact inhibition)에 의해 분열이 억제된다. 정상세포는 혈청이 5~10%일 때 성장하고, 암세포는 혈청 즉 성장인자가 1% 미만이어도 성장한다. 암세포는 외부 신호에 덜 의존적으로 작동하는 것이다.

이러한 신호전달(Signal transduction)은 세포막에 단백질 수용체가 박혀있는데 신호를 받은 단백질이 다음 단계의 단백질에 연쇄적으로 전달한다. 이것을 신호 캐스케이드(Signal cascade)라고 한다. 세포막에서 일련의 전달 과정을 거쳐 핵까지 신호를 전달한다. 세포막의 대표적인 신호전달은 HER/erb family, TGF-ß, mTOR, Janus kinase(JAK)/STAT3, Notch, Wnt, Hedgehog, Hippo, Hormone, Ras 등이 있다. 표적항암제가 이런 신호의 수용체에 작용해서 암의 성장 신호를 억제하게 하는 것이다. 암세포는 성장인자 수용체를 비정상적으로 많이 발현한다. 또는 리간드(신호전달물질)가 결합하지 않아도 스스로 활성화되는 수용체의 돌연변이가 존재한다.

상피세포는 세포 사이에 E-cadherin이라는 단백질이 발현되어 접착하고 신호를 전달한다. 암세포는 이런 상피세포에서 떨어져나와서 주변 조직으로 침투한다. 이때 단백질 분해효소(MMP)를 분비하여 세포 외부를 분해한다.

암세포는 사회성이 떨어지고 이기적인 사람으로 표현될 수 있다. 아나키스트(무정부주의자)처럼 독자적으로 행동한다. 일반적인 규칙을 어기고 자신이 하고 싶은 대로 하는, 말이 통하지 않는 세포이다. '증식을 그만하라'는 신호를 어기고 끝없이 자기만 커지려고 하는 것이다.

'세포가 건강하다는 것'은 신호전달이 정확히 이루어진다는 것이다. 세포가 병들면 세포를 수리하거나 세포사멸을 요구하는 신호가 발생한다. 세포가 정상적으로 작동하려면 세포 내의 산소가 충분하고, 영양 대사가 미토콘드리아에서 정확히 이루어져야 한다. 또한 DNA 복제

과정이 돌연변이 없이 이루어지도록 신호가 제대로 작동해야 한다.

암환자 사례 ❶

60대 여성, 호르몬 양성 유방암

2007년 왼쪽 유방 전절제
2017년 오른쪽 유방 부분절제
2022년 오른쪽 유방 전절제

이 환자는 2007년에 암의 뿌리를 해결하지 못한 전형적인 사례이다. 그런 이유로 2017년에 오른쪽 유방에 암이 재발했다. 암이 생기지 않는 몸의 환경으로 바꾸지 못했기 때문이다.

이분은 2022년 유방을 전절제하고 전이가 안 된 것에 감사한다고 했다.

나는 이것은 4기로 생각해야 한다고 알려주었고, 병원의 항암제도 전이암으로 처방이 나왔다.

타 장기에 전이가 없다고 안심해서는 안 된다. 암이 자꾸 재발하는 것은 언제든 암 줄기세포가 발현되어 순식간에 타 장기로 전이할 수 있는 상태이기 때문이다.

07

암세포의 독특한 생존방식

세포주기(Cell cycle)

우리 몸에서는 1초당 수백만 회의 세포분열이 발생하고 있다. 수정란에서 시작한 분열은 신생아는 1~2조의 세포가 생겨나고, 성인이 되면 70kg 기준으로 평균 37.2조 개의 세포로 늘어난다. 체세포는 분열 횟수가 한정되어 있고 대략 25~50회이다. 분열로 생긴 2개의 세포는 DNA 정보가 균등하게 분배되어 있다. 이러한 복제과정에 종종 오류의 누적으로 고장이 난 세포가 암이 되는 것이다. DNA는 이중나선 구조로 지퍼처럼 열리면서 복제가 된다. 이 역할을 담당하는 단백질을 'DNA 폴리머라아제(Polymerase)'라고 한다. 상처가 생기거나, 자외선에 의한 손상이 복제과정에 생기면 다른 DNA 폴리머라아제가 와서 교체된다.

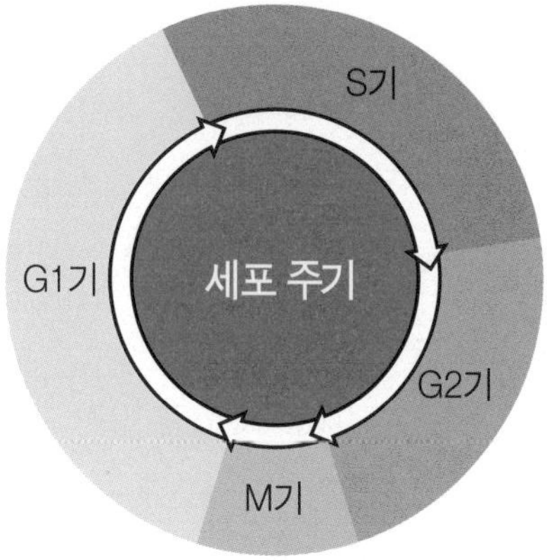

정상적인 세포증식은 하나의 세포에서 2개의 딸세포가 생성되는 과정이 반복되고 이것을 세포주기라 부른다. 세포 외부의 호르몬이나 성장인자가 세포 표면에 부착하여 분열하라는 신호를 보낸다. 세포분열을 준비하는 기간이 G1, S, G2이고, 시간은 15시간이 걸린다. S기에서 DNA 복제가 일어나고 M기는 1시간이 소요되고 세포가 분열된다. 이 각각의 단계는 사이클린과 사이클린 의존성 키나아제(CDK) 단백질에 의해 조절된다. 이 세포주기는 순차적으로 비가역적으로 일어나므로 만약에 문제가 생긴다면 복구하기 위한 체크포인트가 존재한다. G1, G2, M 단계에 체크포인트가 있어서 이상이 발견되면 세포주기를 차단한다. 바로 이 체크포인트에 이상이 생기면 돌연변이 세포가 생기게 된다.

대표적인 종양 억제 단백질은 RB이다. RB는 G1, S기 전환에 관여하고 '주머니 단백질'이라고 부른다. 주머니 단백질은 양쪽 끝의 연결

부위에 E2F, HDAC(히스톤 탈아세틸화효소)가 결합하여 활성을 조절한다. RB에 돌연변이가 생기면 세포가 끊임없이 S기로 들어가서 분열을 시작하여 암이 되는 것이다. G2 체크포인트는 DNA 꼬임을 풀어주는 것을 돕고, 토포이소메라제(Topoisomerase)가 핵심 역할을 한다. 이것을 표적으로 하는 항암제가 바로 '독소루비신'이다.

M기는 유사분열기로 전기, 중기, 후기, 말기의 4단계로 진행된다. 후기에서 염색체가 방추체에 나누어져 양극으로 이동한다. 오로라 키나아제(Aurora kinase)의 활성에 따라 방추체의 기능에 중요한 역할을 한다. 방추체 형성을 억제하는 단계에 작용하는 항암제가 '탁솔'과 '빈크리스틴'이고 세포분열을 억제하여 세포증식을 억제하는 것이다.

사이클린 의존성 키나아제(CDK)는 다양한 암에서 발현이 증가하여 중요한 표적이 되고, 특정 CDK에만 선택적으로 작용하는 CDK 억제제가 개발되었다. 팔보시클립(Palbociclib), 리보시클립(Ribociclib), 아베마시클립(Abemaciclib) 등이 승인되었다. 또한 오로라 키나아제 억제제들이 개발되고 있다. 각각의 세포주기를 조절하는 유전자의 돌연변이가 암으로 진행된다. 유방암 환자의 50%가 사이클린 D가 과발현되어 있다. EGFR(상피세포 성장인자)과 에스트로겐이 사이클린 D를 활성화하고 세포분열을 촉진함이 밝혀졌다. 세포독성항암제는 대부분 세포주기 사이클을 억제함으로 암세포의 증식 억제와 암세포 사멸을 유도한다.

세포의 죽음 이해하기

세포는 분열을 통해서 자기 복제를 하고, 정해진 횟수만큼 분열한다. 인체는 세포의 수를 일정하게 유지하기 위해서 손상된 세포를 제거하고 세포가 스스로 죽도록 하는 프로그램을 작동한다. 세포의 자기 복제 과정에는 많은 오류가 발생한다. 세포주기의 체크포인트에서 발견된 오류들을 처리하는 죽음이 있다.

'세포의 죽음'에는 두 가지 유형이 있다. 한 가지는 괴사(Necrosis)이고, 외부의 원인에 의한 타박, 화상 등으로 생명을 유지할 수 없어서 죽게 된다. 세포가 팽창되고 세포막이 터지고 내용물이 새어 나오며 분해된다.

다른 죽음은 세포가 축소되고 핵이 변형되는 세포자살(아포토시스, Apoptosis)이고, 세포는 작은 조각으로 나누어지고 대식세포가 먹어서 분해한다. 불필요한 세포나 DNA 손상을 입은 세포에서 '세포자살'이 일어난다. 이 죽음이 중요한 이유는 DNA 손상과 변이된 세포를 빠르게 제거함으로 암세포로 진행되는 것을 막을 수 있다. 암억제유전자인 p53이 이 세포자살에 관여한다. 만약 p53이 변이된다면 체내의 아포토시스가 불안정하게 되고 손상된 세포가 누적될 것이다. p53을 정상으로 돌리고 세포자살(아포토시스) 경로를 복구하는 것이 새로운 암 치료법이 될 수 있다.

아포토시스가 일어날 때 손상된 단백질을 자르는 효소가 캐스페이즈(Caspase)이다. 세포막에 있는 사멸 수용체와 여기에 붙는 리간드(TNF-α)가 결합하면 캐스페이즈가 활성화되고 아포토시스가 실행된다. 미토콘드리아에서도 세포자살이 일어나는데, Bcl-2 단백질이 아포토시스를 억제하는 역할을 한다. 발암 과정에서 중요한 경로는 p53과 Bcl-2 단백질의 발현 여부가 핵심이다. Bcl-2는 유방암의 75%에서 발현 증가가 나타나고 이것을 표적으로 하는 항암 요법을 한다. Bcl-2 단백질이 증가하고, 암세포의 전이가 진행된 종양은 오히려 항암제에 죽지 않는 내성이 나타난다.

항암 요법을 하는데도 죽지 않는 암세포는 이미 광범위하게 DNA 손상이 일어났는데도 돌연변이가 더 가속화되는 것이다. 항암제 투여 후 오히려 새로운 암이 발생하는 것이 발견되고 있다. 항암 요법은 DNA 손상을 일으켜 세포를 간접적으로 아포토시스를 유도하는 것이다. 대표적인 암유전자인 Myc은 세포자살을 억제하고 암유전자 Ras와 함께 암을 증식시킨다. 세포자살을 억제함으로써 불멸화하게 하는 특징을 갖게 되고, 죽지 않고 계속 증식한다. 정상세포는 세포자살 프로그램이 정상적으로 작동하므로 암세포에 세포자살을 일으키는 치료법을 쓰면 정상세포의 손상은 거의 없고 암세포에만 작용할 수 있다.

암세포의 10가지 특징

하나한과 와인버그 박사의 2000년 'The hallmarks of cancer' 라는 논문이 〈셀〉지에 실렸고, 추가로 4개의 특징을 2010년에 발표하여 총 10가지 암세포의 특징을 다음과 같이 정리했다.

❶ 성장 신호 자급자족

정상세포는 세포배양액에 성장인자(혈청)를 넣어주어야 증식하나 암세포는 외부의 성장인자가 없어도 세포분열이 가능하다.

❷ 성장억제 신호 무시

정상세포는 세포배양액 바닥에 증식되어 꽉 차면, 증식억제 신호가 나와 증식을 억제하나 암세포는 끝없는 증식으로 접촉억제(Contact inhibition)가 작동하지 않는다.

❸ 주변 조직 침입 및 전이

세포접착을 하는 E-카드헤린이 정상세포는 작동하나, 암세포는 E-카드헤린이 소실되고 세포에서 떨어져 나와서 가까운 주변 조직으로 침입한다. MMP 효소가 세포 조직을 분해하여 전이를 쉽게 해준다.

❹ 영원한 세포분열

정상세포는 분열 횟수의 제한이 있고 염색체의 끝부분의 텔로미어가 짧아지고 세포자살(아포토시스)이 일어난다. 암세포는 텔로머레이즈(Telomerase)라는 효소가 있어서 텔로미어가 짧아지지 않고 죽지 않게 된다.

❺ 주변에 새로운 혈관 생성

암세포는 증식을 위해서 양분과 산소를 공급받아야 하는데 주위에 새로운 혈관을 만들기 위해 혈관신생인자를 분비한다.

❻ 세포사멸 억제

암세포는 p53의 변이로 세포자살이 억제된다. 세포자살을 억제하는 Bcl-2가 작동된다.

❼ 유전체 불안정성과 돌연변이

암세포는 돌연변이를 일으키고 DNA 손상을 인지하고 수리하는 시스템을 망가뜨린다.

❽ 암을 일으키는 염증

암세포 주위의 종양 미세 환경이 염증으로 작용한다.

❾ 암세포의 에너지대사 교란

암세포는 산소가 없이도 포도당을 분해하여 에너지를 만들 수 있다. 암세포의 표면에는 포도당을 흡수하기 위한 Glut 1이 많이 발현되어 있다.

⑩ 면역 시스템에 의한 공격 회피

암세포들은 독성 T세포와 NK세포의 공격을 회피해서 살아남는다. TGF-ß를 분비해서 이 면역세포들의 기능을 억제하거나 면역억제 역할을 하는 조절 T세포(Regulatory T cell)를 소집해 면역세포의 활동을 방해한다.

08

암세포보다 더 '문제 세포'가 있다고?

줄기세포의 분류

수정란 세포 한 개에서 약 40조의 세포로 분열되고, 각 장기의 세포로 분화하는 것은 어떤 기전 때문일까? 분화(Differentiation)는 단세포가 전문적 특성으로 작용할 수 있게 된 세포로 변화된 것이다. 수정란이 분할을 거쳐 자궁에 착상되어 3배엽을 형성하는데 어떤 세포는 간세포로, 눈세포로, 근육세포 등 200가지 이상의 체세포로 분화된다. 아기가 자라서 여러 직업군을 가진 성인이 되는 것에 비유할 수 있겠다.

이 세포 중 줄기세포라는 특정 세포가 있다. 줄기세포는 자가복제 능력이 있는 세포를 말하고 일반 세포와 다르게 분열한다. 2개의 딸세포 중 하나는 줄기세포의 특성을, 다른 하나는 여러 가지 세포로 분화할 수 있는 특성을 가지게 되는 '비대칭 분열'을 한다. 줄기세포는 3가지 종류로 분

줄기세포의 특징

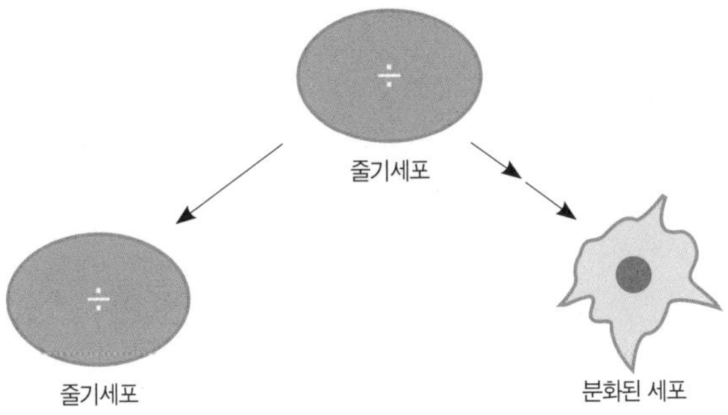

류되는데, 배아줄기세포, 성체줄기세포, 유도만능줄기세포로 나뉜다.

성체줄기세포는 배아 때 이외에도 일생 동안 조직의 재생에 관여하고, 모든 조직에 소량 존재한다. 외부의 충격이나 노화로 세포사멸을 하는 다른 세포를 계속해서 대체할 새로운 세포를 공급하는 세포이다. 예를 들면, 조혈모세포는 혈액을 만들어내는데 계속해서 혈구 세포를 만들고 유지한다. 골수이식은 이런 조혈모세포의 재생능력을 이용한 것이다. 성체줄기세포는 환자 자신의 세포를 이용하므로 면역거부반응이 적지만, 소량으로 존재하므로 분리해내는 것이 어렵다. 줄기세포는 분화 신호가 주어지기 전에는 휴지기 상태로 있다. **배아줄기세포는 여러 다양한 조직으로의 분화가 가능하나, 성체줄기세포는 신경, 근육, 지방 세포 등 제한된 세포로만 분화할 수 있다.**

유도만능줄기세포(iPS cell, induced pluripotent stem cells)는 완

전 분화가 된 체세포에 배아줄기세포 성장인자를 넣어서 재프로그래밍(역분화)을 하는 것이다. 일본의 야마나카 신야 교수가 2012년에 '성숙하고 특화된 세포들이 인체의 세포 조직에서 자라날 수 있는 미성숙 세포로 재프로그램할 수 있다는 것'을 발견하여 노벨상을 받았다. 이 연구를 통해 질병 연구와 진단·치료에 새로운 기회를 제공한 것으로 평가되었다. 이 이론에 의하면 암 줄기세포를 암세포로 분화시키는 것이 이론상 가능하고, 치료가 어려운 전이암과 말기암에 희망을 주고 있다.

정상세포는 분화되어 며칠 혹은 몇 달만 생존하는데 줄기세포는 체내에서 오래 생존할 수 있다. 이런 특징이 줄기세포에 돌연변이가 쌓일 확률을 높여준다. 예를 들면 피부의 상피세포는 수명이 60일이다. 돌연변이가 축적되어 암이 되는 과정은 18개월이나 그 이상의 시간이 필요하다. 60일 동안 분화하는 세포에 돌연변이가 축적되는 것은 시간이 부족하다. 일반 세포보다는 줄기세포의 생존 시간이 길고, 돌연변이가 축적될 수 있으므로 줄기세포가 암으로 전환된다는 것이 새로운 관점이다. 배아줄기세포는 어떤 세포로도 분화가 가능한 만능 세포인데, 이 배아줄기세포와 암 줄기세포가 여러 특성을 공유하고 있음이 밝혀졌다.

암 줄기세포의 특성

정상줄기세포와 암 줄기세포(Cancer stem cell, CSC)는 4가지의 비슷한 면이 있다. 비대칭 분열을 하는데 자신과 동일한 세포와 일부 분화한 세포로 분열을 하는 것이다. 자기 재생능력이 있고, 다양하게 분화할 수 있으며, 유사한 세포 내 신호전달 경로를 사용하여 증식을 유지한다.

우리 몸 대부분 세포는 이미 완전히 분화된 세포로 이루어져 있다. 돌연변이가 하루에도 수백만 개의 세포에서 발생하는데, 대부분 세포는 여러 단계의 돌연변이 과정을 견디지 못하고 사멸한다. 이런 이유로 돌연변이가 된 세포가 많아도 모든 세포가 다 암세포가 되는 것은 아니다.

암 줄기세포는 암 조직에서 0.1~5%를 차지하고 있다. 빠르게 증식하는 암세포에 비해서 암 줄기세포는 휴면기에 있거나 서서히 분열하는 특징이 있다. 일반 항암 요법은 주로 빠르게 분열하는 세포를 목표로 하기에 암 줄기세포를 사멸시킬 수 없다. 말기암이나 전이암은 암 줄기세포가 발현되기 때문에, 기존 항암제 요법만으로는 치료가 되기 어렵다.

암 치료분야는 눈부신 발전을 하여 0~2기의 5년 생존율은 이전보다 많이 올라갔으나, 아직까지 4기 환자의 5년 생존율 1% 올리는 것은 엄청난 도전이라고 할 수 있다. 미국의 경우, 항암제 신약은 기존의 항암제보다 생존율을 2개월 늘릴 수 있다면 허가 승인이 나온다. 암 줄기세포에 표적으로 작용하는 항암물질을 개발하는 것이 최신의 연구 목표이다.

암 줄기세포는 1994년 존 딕 교수의 백혈병 실험 쥐 모형에서

CD34+/CD38-가 처음 발견되었다. 유방암 줄기세포는 인간 유방암세포를 생쥐에 이식해서 종양 생성 능력을 보니 암세포 표면에 CD44+, CD24-가 발현하는 것으로 발견되었다. 이렇게 특정 마커가 있는 세포는 일반 종양 세포보다 10~50배의 종양 형성 능력 증가가 나타났다. 이 세포는 자가증식을 하고 여러 표현형을 가지는 세포로 분화도 가능하므로, 유방암 줄기세포로 관찰된 것이다. 대장, 전립선, 뇌, 폐의 암 줄기세포는 CD133을 발현한다. 암 줄기세포는 세포 표면에 특정한 항원을 나타내므로 혈액검사를 통해서 암 줄기세포 발현을 확인할 수 있다. 밝혀진 암 줄기세포 마커는 CD133+, CD44+, CD24-, CD20+, ALDH1 등이 있다.

암 줄기세포는 종양의 크기가 클 때, 중심부의 암세포는 혈관으로부터 거리가 있어서 산소와 영양분을 공급받기 어려워진다. 이런 저산소 환경에서 암 줄기세포로 발현되기 쉽고, 젖산 분비가 많아서 생긴 산성 환경에서도 발현된다. 또한 염증이 많은 환경은 NF- κB라는 물질을 만들고 암 줄기세포로 가는 신호를 내보내게 된다. 잡초를 뽑을 때 뿌리까지 제거하지 않으면 잡초가 금방 자라듯이 암 치료는 암 줄기세포를 처리해야 완전한 치료라고 할 수 있다. 정상세포의 손상은 없으면서 암 줄기세포를 처리하는 항암제를 천연물질(파이토케미칼)에서 찾는 연구를 미국, 독일, 일본, 중국에서 활발히 진행하고 있다.

암세포를 정상세포로

지난 50년 동안 암 치료에 대한 엄청난 연구가 있었지만, 암으로 인한 사망자 수는 줄어든 적이 없고, 한국의 사망원인 1위는 암이다. 미국의 〈뉴스위크〉지는 2008년 "인류가 암과의 전쟁을 선포한 지 40년이 되었지만, 여전히 이 전쟁에서 암세포가 승리하고 있다."라고 보도했다. 세포독성항암제는 정상세포의 손상이 많고, 암세포의 증식을 억제하는 방법이다. 표적항암제는 단 한 개의 표적에만 반응하므로 다중표적을 보이는 말기암에는 효과가 없다. 면역항암제도 새로운 치료법으로 나타났으나, 이 항암제를 쓸 수 있는 암의 종류가 다양하지 않다. 이렇듯 기존의 항암제 요법은 암세포를 사멸시키는 요법이기에 약물 내성을 보이는 암 줄기세포가 살아남아 100% 암의 발생과 재발을 제어할 수 없다.

암 줄기세포는 배아 유전자의 성장인자와 같은 경로를 이용하는 것으로 밝혀졌다. 일본의 야마나카 박사는 배아 유전자(Oct4, Sox2, Nanog, Klf4) 4가지를 체세포에 섞어서 만능유도 줄기세포를 얻어냈다. 이 연구의 의미는 체세포가 줄기세포로 다시 거꾸로 역분화하여 만능유도 줄기세포를 얻어낸 것이다. 완전 분화가 끝난 세포도 다시 분화되기 전의 세포로 돌아갈 수 있다는 뜻이다. 이처럼 암 줄기세포를 단순 암세포로, 이것을 다시 정상세포로 리프로그래밍(재분화)할 수 있는 근거가 되는 것이다. 암 줄기세포를 정상세포로 재분화하는 것은 '과학 난제' 중의 하나이지만 많은 연구실에서 이 도전을 하고 있다.

카이스트 정종경 교수는 2006년 〈네이처〉지에 대장암 세포가 정상세포로 재분화하는 사실을 밝힌 논문을 발표했다. 당뇨병, 비만에 관련된 'AMPK'라는 효소를 활성화하여 대장암세포가 변해 미세 돌기가 생기는 등 정상세포로 바뀌는 사실을 실험으로 규명한 것이다.

카이스트 조광현 교수는 '대장암세포를 정상세포로 재분화할 수 있다는 것'을 실험실에서 성공한 논문을 2020년 발표했다. '암세포를 사멸하는 것이 아닌, 정상세포로 전환(reversion)'시키는 새로운 치료 방향을 제시한 것이다. 대장암세포의 유전자를 조절하는 5가지 핵심 전사인자를 발견해서 암세포를 정상세포로 변화하여 암의 악성도를 낮출 수 있다는 것이다. 이렇게 되면 암 줄기세포를 암세포로, 다시 암세포를 정상세포로 전환한다는 것이다.

제주대학교 정동기 교수와 BRM연구소 박양호 실장은 2017년 《암세포를 정상세포로》를 출판하여 암 줄기세포는 배아 성장인자를 조절함으로써 정상세포로 재분화할 수 있다는 이론과 실제 사례를 소개하고 있다. 또한 BRM270을 개발하여 암 줄기세포 성장인자를 제어하는 조합으로 비소세포폐암에 miRNA128을 조절함으로 암 치료율을 올리는 논문을 발표했다. 비소세포폐암의 5년 생존율은 10%에 불과하고, 표적치료제 제피니티브와 세포독성항암제 파클리탁셀 조합에 내성이 잘 생긴다. 내성이 생긴 폐암에도 잘 듣게 하는 7가지 조합의 천연물을 가지고 새로운 치료 방향을 제시하고 있다.

암환자 사례 ❷

50대 여성, 호르몬 양성 유방암 2기

2019년 갑상선, 유두암 1기 1.5cm

수술하지 않고 경과를 지켜보기로 했다.

2021년 유방암 2기

림프 전이로 수술했다. 항암은 하지 않고 방사선 치료만 했다.

두 군데 각기 다른 암이 생겼다는 것은 몸이 언제든지 다른 곳으로 전이가 가능한 환경이라는 뜻이다.

2019년부터 영양보충제는 섭취하였으나 식이요법은 전혀 하지 않은 경우이다.

현재는 열심히 식이요법을 하면서 몸의 환경을 바꾸고 있다.

09 암 줄기세포와 배아세포가 성격이 같다고?

세포의 성장인자

'세포가 분열하라'라는 신호는 세포 외부의 호르몬이나 성장인자(Growth factor)가 세포 표면의 수용체에 결합함으로써 시작된다. 성장인자는 몇 단계의 인산화를 통해 단백질 인산화효소(Protein kinase)를 활성화한다. 핵으로 분열하라는 신호를 보내고 핵 안의 유전자 발현(Gene expression)을 돕는다. 성체 세포 대부분은 분열하지 않고 휴지기에 머물러 있다가 세포 표면 수용체에 성장인자가 결합하면 세포분열을 시작하는 것이다. 성체에서 분열할 필요가 없는 세포가 분열하는 것은 이 신호전달에 문제가 생긴 것이다. 이것이 바로 '암'의 특성 중 하나이다.

세포핵 안에서 유전자 발현(DNA에서 mRNA를 만드는 과정)에 꼭 필요한 단백질이 전사인자(Transcription factor)이다. 세포막에서는 성장인자 수용체가 있고, 핵 안으로 단백질 인산화효소가 작동하려면 전사인자가 필요하다. 리간드(신호전달물질)가 도달하는 거리에 따라 주변분비 신호전달(Paracrine signaling)과 내분비 신호전달(Endocrine signaling)으로 나눈다. 리간드의 세포 신호는 세포분열, 세포분화, 세포사멸 등에 관여한다. 세포분화(Differentiation)는 세포가 모양과 기능, 성질이 완전히 다른 세포로 변신하는 과정이다.

리간드는 하나의 수용체 또는 동시에 다른 여러 수용체에 붙기도 한다. 리간드-수용체 결합물은 다양한 결합방식으로 세포 내로 신호를 전달하고 신호를 증폭시킨다. 모든 신호전달의 출력(out put) 즉 결과물 중의 하나가 유전자 발현이다. 많은 신호전달경로의 공통점은 리간드가 결합하면 수용체가 이량화(2개가 서로 붙는다)되고 세포 내로 인산화에 의한 신호를 전달하고 결국에는 핵 내에서 유전자 발현을 시킨다. 암 줄기세포는 이런 신호전달 경로에 변이를 주어 정상세포가 아닌 자신이 분열하고 증식하게 한다. 대표적인 신호전달은 다음과 같다.

❶ HER/erB family 신호전달

HER1, 2, 3, 4 네 종류가 있고, HER1(EGFR)은 가장 대표적인 수용체이고 폐암이 이 수용체에 발현된다. HER2(erb B2)는 유방암 치료에 표적이 되고, 허셉틴이 표적항암제로 쓰인다.

❷ Ras/MAPK 신호전달

EGFR → Ras → Raf → MEK → ERK → MAPK 이런 순서로 신호전달이 이루어진다. 각 단계의 신호를 조절하는 표적치료제가 있다. 췌장암의 95%가 Ras 변이이고, 보통 암종의 40~50%가 이 신호전달에 문제가 있다.

❸ PI3K/Akt 신호전달

m-TOR가 Akt를 인산화한다.

❹ TGF-ß(Transformation growth factor-ß)

Smad를 인산화시키고 핵 안으로 들어온 Smad는 DNA의 특정 부위에 결합하여 타깃 유전자의 전사를 촉진한다. 세포사멸, 세포 외부 기질 재생성, 면역 저해, G1 세포주기 억제 등과 관련된 유전자를 발현한다.

❺ Janus Kinase(JAK)/STAT 신호전달

JAK라는 인산화효소를 수용체 주변으로 불러 모아 수용체 및 하위 인자들을 인산화시키는 시스템이다. STAT 경로는 핵 안으로 이동해서 전사를 활성화한다.

❻ Notch 신호전달

핵 안으로 들어와서 유전자 발현을 돕는다. 개체 발생과정에 특히 중요한 신호전달이다. 발생과정에서 세포가 여기저기로 이동하고 분화하여 다른 세포로 바뀌는 과정에 중요하다.

❼ Wnt 신호전달

이 신호는 ß-catenin을 인산화시킨다. Wnt가 없으면 ß-catenin이 세포질에서 분해되어 핵 안으로 들어오지 못한다. 이 신호전달은 ß-catenin 의존적인 유전자 발현을 통해서 세포 이동, 세포 운명 조절 등을 유도한다.

❽ Hedgehog

Notch, Wnt, Hedgehog는 주로 배아의 발생과정과 관련이 있는 유전자 신호전달이다.

❾ Hippo

이 신호전달이 고장이 나면 기관(organ)의 크기의 조절이 되지 않는다. 장기 크기 조절에 관여한다. 암의 성장에 중요한 역할을 하고, 세포분열과 조직 성장에 관련된 유전자이다.

배아세포의 증식

수정란은 자궁 내에서 착상하기 위해 여러 단계의 과정을 거친다.

배아세포의 발달

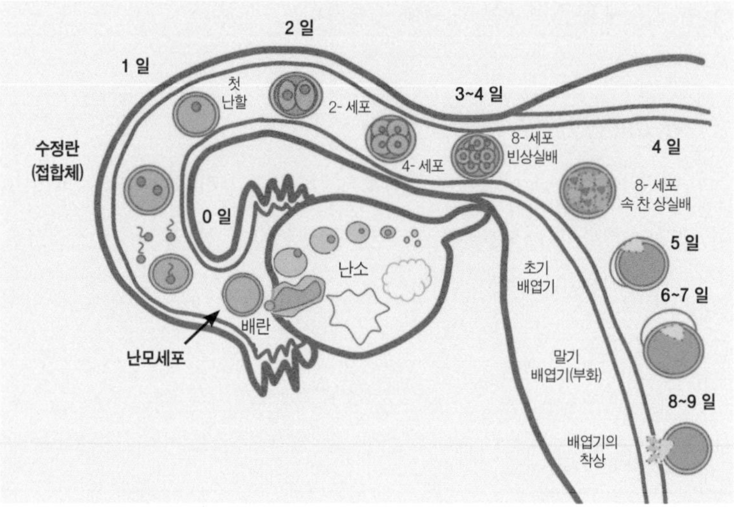

난관을 통과하는 7일 동안은 분할이라는 유사분열을 하며 혈관을 이용한 산소공급이 없으므로, 자궁내막 분비물이 생존에 필요한 환경을 만든다. 착상 이전의 배아세포는 저산소 환경에 노출되고, 이때 여러 신호전달경로를 통해 증식한다. 8일째 자궁 점막에 착상하여 비로소 혈관을 통해 산소와 영양을 공급받게 된다. 자궁 속 수정란은 난관에서 2세포기, 4세포기로 나눠지는 난할을 배반포(Blastocyst) 이전까지 하는데, 이 과정은 산소가 없이 발생하며 세포 수는 늘어나고, 크기는 커지지 않는 상태로 증식한다.

수정 후 3~4일이면 뽕나무 열매 모양의 상실배(Morula)가 되고,

내부에는 30~40개의 세포로 증식되어 있다. 이 상태에서는 아직 분화가 시작되지 않다가 5~6일이 되면 배반포(Blastocyst)가 되고 이 시점에서 크기가 커지는 증식을 시작한다. 배아줄기세포는 미분화 상태로 있다가, 배아줄기세포 성장인자의 신호 하에 수백만 개의 세포로 분화하여 위, 심장, 폐, 뼈, 피부 등 태아의 몸을 만든다. 배아줄기세포는 3가지 특징이 있는데, 자가증식, 체세포나 생식세포 등 여러 가지로 분화가 가능하고 끊임없이 분열하는 능력이 있다.

이러한 능력은 여러 유전자가 혼자서 또는 상호작용을 하므로 유지된다. 대표적으로 Pou5F1(Oct4, Oct3/4), Sox2, Nanog, Lin28, Klf4, Myc(c-Myc) 등이 있다. 최근에 이 유전자들이 암 줄기세포에서도 발견되는 연구가 많이 나오고 있다. 암 줄기세포는 1997년 존 딕 박사가 백혈병에서 처음 발견했고, 2000년 이후에는 거의 모든 암에서 암 줄기세포가 존재한다고 알게 되었다. 분화가 완료된 체세포가 미분화 상태로 돌아가서 분열하고 증식하는 상태의 발현이 바로 암 줄기세포이다. 암 줄기세포는 '분화가 되지 않은 암세포'이다. 이런 암 줄기세포를 다시 분화시키는 방법이 있다면 암세포는 정상세포로 돌아갈 것이다.

수정란이 자궁에 착상하면 태반을 통해 산소공급이 시작된다. 착상은 영양막세포가 자궁내막을 뚫고 산소를 얻기 위해 혈관을 만드는 과정이다. 수정란은 10개월 만에 3kg이 되는 완전한 인체로 자라나는데 인간의 어떤 시기도 이렇게 빠르게 세포가 증식되는 시점은 없다.

수정란의 증식속도와 신호를 암 줄기세포가 똑같이 발현하는 것이 밝혀졌다. 수정란이 저산소 상태에서 분할하고 태반을 통해 영양과 산소를 공급받는 점이 암세포와 유사하다. 저산소 환경은 상피간엽전환(EMT, epithelial mesenchymal transition)을 일으켜서 배아세포가 배아줄기세포의 성질을 얻게 된다.

배아세포와 암 줄기세포의 저산소 환경

크기가 1~2mm 이하의 미세 암은 혈관을 통한 영양공급 없이 모세혈관으로부터 확산으로 영양을 공급받는다. 그러나 암세포가 증식하고 크기가 커지면 혈관을 통해서 영양공급을 받아야 하므로 암세포 주변에 새로운 혈관을 만들기 시작한다. 암세포는 혈관에서 150~200마이크로미터(μm) 이내로 떨어진 경우는 모세혈관에 의해서 산소를 공급받는데, 암종이 커지면 새 둥지처럼 가운데 부분은 혈관으로부터 멀어지게 된다. 종양 덩어리 중심의 암세포는 모세혈관으로부터 멀어져서 저산소 구역이 되므로 에너지대사를 발효대사로 바꾸게 된다. 혐기성 발효대사는 젖산을 생성하고 종양 주변의 환경을 산성화하고 심각한 염증 상태로 만들게 된다.

저산소 환경은 상피간엽전환(EMT, epithelial mesenchymal transition)이 일어난다. 암세포의 상피세포는 장방형으로 옆의 세포와 접합이 되어 있다. 이 접합을 유지하게 하는 단백질을 'E-카드헤린'이라고 하는데 이것이 소실되면 세포 간 접합이 줄어들고 상피세포의 모양이 뾰족한 모양의 간엽세포로 변환된다. 간엽세포는 이동하고 침투하기 쉽게 모양이 변화된 것이다. E-카드헤린이 소실되었다는 것은 상피세포가 간엽세포로 변화가 시작되었다는 의미이고, 암세포가 전이 가능한 모양으로 변화했다는 의미와 같다.

암세포는 정상세포가 살기 힘든 산소와 영양부족 상태에서 배아 유전자가 발현되어 암 줄기세포 특성을 얻게 된다. 이때 수정란의 상실배 이전에 작동하는 유전자(Oct4, Sox2, Nanog)가 발현되어 배반포 이전 수정란의 분열, 증식 방식과 유사하게 암 줄기세포가 증식한다. 수정란은 모계와 부계로부터 유전자를 받았기 때문에, 모체는 부계의 유전자를 독으로 또는 적으로 간주하게 된다. 인체는 수정란을 엄마의 면역계로부터 보호하기 위해 배아세포는 임신기간에만 HCG 호르몬과 프로게스테론 호르몬을 분비하여 면역을 억제한다. 또한 CD16 표시가 있는 독성 NK세포는 자궁 내에서는 이 표시가 사라지고 배아세포를 돕는 역할로 변하는데, 이것을 '면역편집'이라고 부른다.

자궁 내 환경은 유해물질로부터 태아를 보호하기 위해서 '입덧'을 일으켜 위험물질을 흡수하지 않고 내보낸다. 환경 스트레스, 독성물질로부터 태아를 보호하는 경로가 NF-κB(핵 내 전사인자) 경로이다. 자궁 내 모든 환경이 배아세포를 보호하기 위한 상태로 변화하는 것이다. 배아 보호 경로와 암 줄기세포 보호하는 경로가 같다. 항암제 독성, 방사선 독성으로부터 암 줄기세포를 NF-κB 경로가 보호하고 세포자살(아포토시스)을 억제하여 살아남게 한다. NF-κB 경로는 Snail을 활성화하여 역시 상피간엽전환(EMT, epithelial mesenchymal transition)을 일으킨다.

배아의 증식 신호

체세포가 암 줄기세포로 역분화하면 화학요법제가 듣지 않게 된다. 암세포가 화학요법제로 처리되다가 남아 있는 암 줄기세포가 발현되면 바로 암의 전이와 재발이 되는 것이다. 성장 신호 중에 NF- κB 경로와 STAT3 경로가 암 줄기세포가 만들어지는 경로이다. 전이암은 이 두 경로를 막는 것이 핵심이다. NF-κB가 활성화되면 Notch, Wnt, Hedgehog 신호전달도 활성화된다. NF-κB는 Snail과 Nodal을 활성화하고 이 신호는 Lin28 암유발유전자 스위치를 켜고 암억제유전자인 Let-7 스위치를 끄게 한다. 이러한 배아 유전자를 억제해야 체세포로 변화된다. Lin28은 Oct4, Sox2, Nanog를 활성화해서 암 줄기세포를 발현시킨다.

배아 4~8세포기에는 유전자 발현이 시작되고, SALL-4, STAT3 경로가 활성화되고 YAP 경로도 활성화된다. YAP는 태아를 보호하기 위해 모계의 면역을 억제하고 세포증식을 하는 신호이다. YAP의 스위치가 켜지면 배아줄기세포 전사인자인 Oct4, Sox2도 활성화된다. 암 줄기세포도 같은 신호를 발생하는데, 암 줄기세포의 억제는 STAT3와 YAP를 억제하는 것이 핵심이다. 배아세포가 배반포에서 3배엽을 만들 때, TGF-ß를 발현하고 이때 배아줄기세포가 만들어진다. TGF-ß는 분화억제 유전자를 발현하고 모든 면역을 억제한다.

8세포기에는 세포 간 접착하는 E-카드헤린이 분비되는데 이것을 억제하는 것이 Snail 경로이다. E-카드헤린은 어느 정도 분열되면 증식을 억제하는 단백질인데, 이것을 억제하면 세포가 무한 증식하게 된다. 이 snail을 활성화하는 경로는 TGF-ß와 NF-κB이다. E-카드헤린이 억제되면 Hippo 경로도 억제되어 세포가 무한 증식된다. Hippo 경로(장기를 재생하는 경로)는 YAP를 분해한다. YAP 경로는 분화를 억제하는 경로이다. 암 줄기세포는 분화가 되지 않는 특징이 있다. 그러나 YAP 경로를 막으면 다른 경로인 NF-κB가 발현된다. 배아 때 발현되는 Wnt, Notch, Hedgehog, TGF-ß와 NF-κB 경로가 암 줄기세포의 증식 경로와 같다.

Hedgehog는 YAP를 활성화하고 이 경로는 p53을 억제한다. p53은 암억제유전자이고, 세포사멸을 하는 작용이 있는데 이것이 억제되면 DNA 손상 세포를 없앨 수 없게 된다. 즉 암세포의 증식이 일어나는 것이다. 암 줄기세포를 억제하기 위해서는 핵심 신호 경로를 다각적으로 차단해야 한다. 표적치료제는 한 개의 표적만을 목표로 하기에, 여러 경로가 복합 발현되는 암 줄기세포의 경로를 다 차단할 수가 없다. 한 개의 목표를 막으면 암 줄기세포는 다른 성장 신호 경로를 이용하여 '보상적 증식'을 하게 된다. 이런 기전으로 암 줄기세포는 항암제와 방사선 치료에 내성을 보이고, 전이와 재발을 일으킨다.

암환자 사례 ❸

30대 여성, 호르몬 양성 유방암 4기

2018년 유방암 1기로 부분절제와 방사선 치료를 했다.
타목시펜 복용으로 인한 부작용을 해소하기 위해 보충제를 6개월 복용 후 자체적으로 끊었다.
3년 만에 같은 유방암 부위로 재발하여 4기 진단을 받았다.
다시 종합적인 케어를 시작했고, 식이요법, 보충제를 다시 설계하여 현재는 불편함 없이 투병 중이다.

환자는 0, 1기로 발견된 것에 감사해한다. 그러나 지금 몸을 철저히 관리하는 기회로 삼아야지 절대로 방심해서는 안 된다.
1기 환자가 2~3년 사이에 재발되는 경우가 너무나 많다. 암이 보이지 않는다고 해서 없는 것은 아니다. 단지 측정이 불가능한 것이다.
날마다 우리 몸에서는 암세포가 만들어지고 정상 면역계가 이것을 처리하고 있다.

10

문제는 '내 몸의 환경'이야

유전자를 봉인하는 메틸기

유전자에는 세포 성장, 사멸 등을 포함한 청사진이 포함되어 있는데 식단과 생활방식, 환경으로 인해 유전자 청사진의 발현에 문제가 생긴다. 암이 생기는 이유는 DNA 돌연변이의 누적과 환경의 영향을 받아서 조직, 기관의 발현이 변화되었기 때문이다. 후성적 변화는 유전자 자체는 변화가 없지만, 유전자에 대한 지시가 바뀌어서 특정 유전자가 발현하지 않게 봉인한 것이다. 하나의 유전체에서 약 3만 종의 단백질이 만들어지는데, 이러한 단백질을 만드는데 결정하는 요소가 환경으로부터 받는 지시에 따른다. 이 환경을 우리가 조정할 수 있다는 것이 새롭게 떠오르는 학문이다.

2000년 〈뉴잉글랜드 의학 저널〉에서 쌍둥이 그룹에 대한 암 발현 연구 결과를 내놓았는데 유전자가 같아도 환경이 다른 쌍둥이에서 암 발현이 다르게 나타났다. 결국 내가 만든 환경이 유전자에 영향을 주고 암 발현 여부를 결정할 수 있다는 것이다.

2000년대 이후로 떠오르는 학문이 후성유전학(Epigenetics)이다. 세포가 분열을 거듭하고 전문성을 가진 세포로 분화(Differentiation)하는데, 분화와 유전자 조합이 어떻게 고정하는지에 대한 학문이다. DNA라는 1권의 책을 읽을 때 더 이상 읽을 필요가 없는 페이지를 완전히 열지 못하게 붙이는 과정(1)과 책에 있는 문자를 지우는 과정(2)이 대표적인 후성유전학의 과정이다.

DNA가 실패처럼 감겨있는 부분이 히스톤인데 이 부분에 화학적 변화를 받는 과정이 (1)번 과정이다. 이것을 히스톤 수식이라고 하는데 DNA 유전자를 읽을 수 없게 된다. DNA가 작동하려면 프로모터의 스위치가 켜져야 하는데, DNA 프로모터 부분에 메틸기(-CH3)가 붙어서 유전자가 비활성형이 된 것이 (2)번 과정이다. 이것을 DNA 메틸레이션이라고 한다. 이러한 유전자 스위치의 오작동이 주로 흡연, 음주, 식습관, 스트레스, 독성 환경 노출, 바이러스 감염 등에 의해 일어나고 암이 생기게 된다. 이런 후성적 변이는 돌이킬 수 있는 가역적 변이로 보고, 환경을 조절함으로 치료할 수 있다.

매년 우리 몸의 세포는 97% 이상 새롭게 교체된다. DNA의 발현도 우리가 섭취한 영양소에 의해서 새롭게 재구성되고, 교체된 세포의 질도 좌우한다.

《생명을 살리는 건강과 영양의 비밀》의 저자인 러셀 L. 블레이록은 다음과 같이 말했다. "영양소는 위험성이 높은 유전자 진로를 바꿀 수 있다. 위험성이 높은 유전자들을 제거할 뿐만 아니라 이로 인해 생기는 나쁜 결과들을 억제할 수 있다."

유전자의 4분의 1만 자동 발현을 하고 나머지는 발현이 일어날 수도 있고 일어나지 않을 수도 있는 것이다. 예를 들면, 눈 색깔이나 머리카락 색깔은 이미 정해진 청사진대로 발현한다. 다른 부분들은 유전자 발현을 위한 스위치를 올리려면 성장인자나 세포 신호가 필요한 것이다. 환경이 바로 이 스위치를 올리고 내리는 역할을 한다.

암 발현 스위치를 끄려면

말기암 환자라면 내가 바꿀 수 있는 환경은 다 변화를 주어야 한다. 지난 시간 고정된 환경이 나에게 이미 독소로 작용하고 있기 때문이다. 나의 환경에 대한 심각한 고찰이 필요하고, 이 변화로부터 치유가 시작된다. 이것을 건너뛰고 병원의 수술, 항암, 방사 치료에만 의존하는 건 질병에 대한 이해가 부족한 것이다. 말기암이 표준치료만으로 나을 수 있다면 얼마나 간단하고 편리한가! 하지만 현실은 냉혹하다. 말기암의 5년 생존율을 보면 희망이 사라지는 것처럼 보인다.

현대인은 음식이 넘쳐나고 있지만 심각한 영양불균형에 처해있다. 우리가 섭취하고 있는 식단을 살펴보라. 자연 그대로의 효소가 살아있는 음식을 섭취하는 것이 얼마나 드문지. 우리는 가공식품이 넘쳐나는 시대에 살고 있고, 편리함을 추구하는 바쁜 현대사회에서 식사는 외식과 배달 음식으로 대체되고 있다. 엄마가 임신하고 있을 때의 영양부족이 자녀의 유전자 발현을 바꿀 수 있다. 우리가 먹은 음식과 독소는 나뿐만 아니라 우리 자녀에게도 유전자 발현에 손상을 가져온다.

나는 임신했을 때 약국 근무를 하느라 배달 음식과 커피 믹스로 지냈다. 일은 해야 하는데 너무 졸려서 하루 2잔의 커피 믹스를 매일 마셨고, 신선한 야채는 거의 먹지 않았다. 그래서인지 막내는 태어나면서부터 아토피로 고생하고 있다.

말기암 환자라면 식생활에 대변혁을 가져와야 한다. 자연치유를 하는 분들의 사례를 보면, 산으로 들어가서 산나물을 먹고, 맨발로 걷고, 신선한 공기 속에서 생활하다가 어느새 암이 사라졌다고 한다. 대부분 환자는 산으로 들어갈 수 없는 상황일 것이고 일상을 살아내야 한다. 또한 아무 치료도 받지 않고, 자연치유만 한다는 건 본인의 의지와 역할이 어마어마하게 필요하고 치료의 정확성도 떨어진다. 이 책에서는 현대의학의 수혜를 최대한으로 누리면서 항암제의 부작용은 줄이고, 정상세포의 손상은 최대한으로 억제하고 삶의 질을 높이는 방법을 제시한다.

논문으로 증명된 천연물질을 복용하고, 영양불균형을 해소하는 보충제로 체력을 유지하면서 투병을 해나가는 것이다. 이 책의 후반부에는 자세한 식이요법과 암 줄기세포의 신호전달을 차단해주는 천연 알칼로이드를 소개할 것이다.

2장에서는 보이지 않는 우리 몸의 세포 기전, 신호전달과 DNA를 설명했는데, 이해하지 못했다고 해서 조급해할 필요는 없다. 2장의 기초 아래 3장, 4장을 읽어나가면 말기암에 대한 배경지식이 단계적으로 쌓여나갈 것이다. 이 책을 다 읽은 후에는 보이지 않던 희망이 보이기 시작할 것이다.

3장

항암제가 암세포를 다 죽이지 못한다고요?

11

세포독성항암제는 정상세포에 손상을 줍니다

세포독성항암제가 암세포를 다 처리하지 못한다

항암제는 1세대(세포독성항암제), 2세대(표적항암제), 3세대(면역항암제)로 구분된다. 세포독성항암제는 세포주기에 주로 작용하여 세포분열을 저해하거나 DNA의 복사, 전사, 번역과정을 차단한다. 세포의 성장이 억제되는데 정상세포와 암세포에 다 작용하고, 정상세포 중 세포증식이 빠른 세포에 주로 작용한다. 모근세포, 구강세포, 위점막세포는 세포가 빠르게 교체되므로 세포독성항암제의 부작용이 더 빠르게 나타난다. 정상세포는 빠르게 회복하기도 하지만 항암제 횟수가 누적될수록 정상세포의 손상이 축적된다.

세포독성항암제는 크게 3가지 알킬화약물, 항대사성물질, 천연물

제제로 분류한다.

❶ 알킬화약물의 기전은 DNA와 RNA 전사를 억제해서 암세포의 자살을 유도한다. 대표적으로 시클로포스파미드, 시스플라틴, 카보플라틴, 옥살리플라틴 등이 있다.

❷ 항대사성물질의 기전은 생체 내 효소와 결합해서 DNA 복제를 억제하여 암세포 자살을 유도한다. 메토트렉세이트, 5-FU, 젬시타빈, 맬캡토퓨린, 치오구아닌 등이 있다.

❸ 천연물 제제는 식물에서 추출한 제제로 DNA 복제를 억제한다. 빈플라스틴, 파클리탁셀, 에리불린, 에토포시드, 악티노마이신, 독소루비신(상품명: 아드리아마이신), 미토마이신 등이 있다.

세포독성항암제는 혈액학적 부작용이 가장 크게 나타난다. 골수 기능억제로 적혈구, 혈소판, 호중구, 백혈구 등의 생성을 방해한다. 따라서 적혈구의 감소로 빈혈, 혈소판 감소로 인한 출혈, 호중구 감소로 인한 감염이 생길 수 있다. 환자들이 제일 공포스럽게 여기는 항암제가 1세대 항암제이다. 제일 먼저 머리카락이 빠지고, 음식을 먹을 수 없을 만큼 울렁거리고, 미각이 바뀌어서 입맛이 사라진다. 이때 체중감소와 손발 저림, 걸을 수 없는 관절 통증 등도 나타난다. 체중감소가 5kg 이상이 되면, 식이요법과 보충제 요법을 하여 무엇보다 체중 유지에 신경을 써야 한다.

1세대 항암제는 3주에 한 번씩 투여하는 주기로 하는 경우가 많다. 1일 차부터 메스꺼움, 구토가 시작되고, 입맛이 없고 몸이 힘들어지는 시간이 지속된다. 7일 차에는 구내염도 시작되고 2주 차에는 백혈구 수치가 바닥으로 떨어진다. 손발의 감각이 무뎌지고 저리고 체온이 떨어진다. 10일 이후부터 서서히 식욕이 올라와서 식사를 조금 하다가 3주가 되어 항암제를 투여하는 사이클이다. 마지막 3주 차에 정상적으로 움직일 수 있을 때 다음 항암제를 맞을 준비를 하면 된다. 장보기, 음식 만들어 놓기 등 2주 동안 하지 못한 밀린 일들을 처리하면 좋다.

세포독성항암제의 부작용

세포독성항암제는 독성이 강하므로 약이 빠르게 배출되도록 볶은 현미차, 레몬즙을 희석해서 자주 마셔주면 항암제 부작용이 덜할 수 있다.

독소루비신은 일명 빨간약이라고 알려진 대표적인 항암제인데 구내염, 울렁거림, 탈모, 피부 발진, 부종과 심장독성이 있다. 투여 직후 부정맥, 심근염이 나타날 수 있다. 약의 색깔로 인해 투여 후 소변이 적갈색, 오렌지색으로 변할 수 있다. 소변에서는 냄새가 나고, 환자는 자신의 몸에서 나는 냄새로 예민해진다.

나는 항암 때 이 냄새들이 역하여 하루에 속옷을 3번 갈아입었다. 아빠는 쉐이빙한 두피에서 진액이 나온다고 두피를 자주 닦으셨다. 사람마다 조금씩 다르고 땀구멍, 소변 등으로 항암제가 배출된다.

시스플라틴은 신장 독성, 말초신경증, 전해질 수치 이상, 간 수치 상승, 미각 변화, 탈모 등의 부작용이 있다. 파클리탁셀은 관절 통증, 근육통이 심하므로 뉴론틴 계열의 진통제를 처방해준다. 상담하는 환자들에게 처음부터 식이요법과 보충제를 항암 중 병행하면 관절 통증, 호중구 저하, 체중감소, 구내염이 거의 사라졌다. 보충제 병행 환자는 체력 저하와 정상세포의 손상을 최소화하여 항암 후 회복력이 확연히 빠름을 볼 수 있다.

환자들에게 한 가지만 세포독성항암제를 쓸 때의 보충제를 추천하자면 '베타글루칸'이다. 이 책의 보충제 부분에서 더 자세히 설명하겠다. 보충제 쓰는 것을 두려워할 필요가 없다.

80세 비소세포폐암 4기, 전이 있는 아빠의 경우, 5차 항암 후 백혈구 수치가 6,000(가장 정상인의 수치)에 이른 것은 전적으로 '보충제'의 힘이라고 할 수 있다. 수많은 환자의 혈액검사지를 검토했지만, 항암 5차에 백혈구 수치가 6,000에 이른 경우는 본 적이 없다. 세포독성항암제로 암세포의 증식을 억제하고 정상세포의 손상을 없게 하는 방법을 특히 말기, 전이암 환자는 꼭 써야 한다. 그렇지 않으면 암세포를 줄이려다가 정상세포의 손상과 체력 저하로 인해 치료에 큰 장벽이 되기 때문이다.

유방암 40~50대 환자의 항암 후 백혈구 수치는 일반적으로 기수가 높을수록 항암 회차가 거듭될수록 떨어진다.

정상이 4,000~10,000으로 본다면 대부분이 4,000 아래로 내려가 있다. 심지어 900으로 떨어지는 환자도 종종 본다. 병원의 백혈구 촉진 주사에만 의존하면 안 된다. 일단 암 진단을 받으면 혈액검사지를 챙겨서 백혈구, 호중구, 적혈구 수치 등을 잘 관찰하는 것이 중요하다. 진단 시 백혈구 수치가 이미 너무 낮아있다면, 치료 전부터 보충제 복용과 식이요법을 시작해서 백혈구 수치를 끌어올리면 항암치료를 잘 받을 수 있다. 무조건 빠르게 표준치료를 시작하는 것이 능사가 아니다. 다음 항암에는 백혈구 수치가 얼마나 떨어지는지 추이를 관찰하고, 식이요법과 보충제를 썼을 때 정상세포의 손상이 최소한으로 억제되는 것을 볼 수 있어야 한다.

세포독성항암제는 암세포를 100% 해결할 수 없다. 이것을 꼭 기억해야 한다. 빠르게 증식하는 세포에만 작용하는 이 항암제의 특성을 염두에 두어야 한다. 종양 덩어리를 자세히 보면 빠르게 증식하는 세포도 있고, 정상세포도 있으며, 아직 활동을 개시하지 않은 세포, 암 줄기세포 등이 공존한다. 세포독성항암제는 '항증식제'라고도 불린다. 즉 증식하는 세포에 작용하여 세포주기 사이클을 억제하여 DNA 복제를 억제하는 것이다. 빠르게 증식하는 세포에 작용하여 크기는 조금 줄일 수 있으나 잔존하는 암세포의 뿌리까지 제거하지 못한다. 그렇기에 항암, 방사 치료 후, 관해(암세포가 검사에서 관찰되지 않는 상태)가 된 소견을 받았으나 얼마 되지 않아 재발하는 경우가 종종 있다.

12

표적항암제가 1개의 표적에만 작용한다면?

세포막에 암세포 신호전달 수용체가 있다

세포막에는 여러 신호전달을 받는 수용체가 있다. 그중 신생혈관을 만들게 하고, 암세포의 성장을 촉진, 암세포를 전이하게 하거나 암줄기 세포를 발현시키는 수용체가 있다. 정상세포에는 발현되지 않는 신호전달이 이런 특정 수용체에 전달되면 암세포가 신호를 받고 증식하게 된다.

표적항암제는 암세포에게 신호를 주는 수용체를 표적으로 해서 활성을 억제하고 공격하는 항암제이다. 세포 표면에 작용하는 약물과 세포 내부 표적에 작용하는 약물로 크게 2종류로 분류한다. 모든 암에 사용할 수는 없고 면역화학검사(Immunochemistry)를 통해 표적이 되는 단백질이 있는 경우에 투여가 가능하다. 또한 차세대 염기서열분석으로 불리는 유전자 검사를 통해 암세포 돌연변이 유무를 확인할 수 있다.

세포 외부나 표면에 작용하는 항암제는 크게 인간 상피세포 성장인자 수용체(Human epidermal growth factor receptor, HER), 혈관내피 성장인자(Vascular endothelial growth factor, VEGF), CD20, CD30, CD52를 표적으로 한다.

세포 외부, 표면 작용 표적치료제

표적	표적치료제 성분명	표적치료제 상품명
HER1(EGFR)	세툭시맙	얼비툭스
HER2	트라스투주맙	허셉틴
CD20	이브리투모맙	제바린
CD20	리툭시맙	맙테라
CD30	브렌툭시맙	애드세트리스
CD52	알렘투주맙	렘트라다
VEGF	베바시주맙	아바스틴

세포 내부의 신호전달에는 JAK/STAT, MAPK/ERK, PI3K/AKT/mTOR 경로 등이 있다. 이런 신호전달 경로에서 티로신키나아제(Tyrosine kinase) 효소가 중요한 역할을 한다. 표적치료제는 이 티로신키나아제를 억제하는 역할을 하므로 티로신키나아제 억제제(Tyrosine kinase inhibitor, TKI)라고 부른다. 이 계통의 항암제는 ~닙으로 명명한다. 티로신키나아제 억제제(TKI)가 단일 표적에 작용하거나 다중표적에 작용하기도 한다.

티로신키나아제 억제제(TKI) 표적치료제

종류	성분명	상품명
단일표적	이매티닙	글리벡
단일표적	게피티닙	이레사
단일표적	엘로티닙	타쎄바
단일표적	아파티닙	지오트립
단일표적	올무티닙	올리타
단일표적	오시머티닙	타그리소
다중표적	소라페닙	넥사바
다중표적	수니티닙	수텐
다중표적	엑시티닙	인라이타

표적치료제도 내성이 있다

암이 발현하기 위해서는 단 한 개의 유전자 변이가 아닌 20개 이상의 유전자 변이로 나타난다. 현재의 항암치료는 하나의 암에 여러 개의 표적항암제를 투여하지 않는다. 그러나 환자의 암종이 기수가 높을수록 많게는 수십 개의 변이를 나타내는데 고작 한 개의 표적만 막는 요법으로는 암을 사멸할 수 없다. 표적치료제는 정확한 타깃을 목표로 해서 치료 효과가 좋을 것으로 기대되나 완벽한 치료는 아니다. 암의 성질이 한 표적이 막히면 다른 신호전달을 이용하는 상호보완적 특징이 있기 때문이다. 암세포는 시간이 지나면 새로운 신호전달 경로로 증식하게 된다.

변화무쌍한 암세포에 대응하기 위해서는 단독 투여 요법보다는 기존의 세포독성항암제, 면역항암제와 병행하면 치료 효과가 높다. 여기에 천연물로 신호전달의 표적을 같이 막는다면 부작용을 줄이고 완치로 가는 방법이 있다. 이 책의 뒷부분에 천연물로 표적을 막는 방법을 자세히 설명해 놓았다.

유방암의 표적인 HER2에는 호장, 대황, 알로에를 같이 써주면 표적치료제의 평균 효율이 올라간다. EGFR을 억제하는 이레사와 구기자와 고삼을 함께 쓰면 표적치료제의 효과는 올라가고 부작용이 줄어든다. 나의 아빠는 이런 천연물을 25가지 이상 병용하여 여러 표적 경로를 차단했기에 치료 효과가 뛰어난 것이다.

하나의 신호전달은 다른 신호전달과 유기적으로 상호작용한다. 암세포는 유전자, 성장인자, 신호전달이 복합적으로 작용하는데 EGFR을 차단하면 암은 AKT, STAT3, m-TOR 경로로 신호를 바꾸어 자신의 증식을 위해 사용한다. 이런 상황이 바로 내성이 생긴 상태이다. 표적치료를 썼는데도 계속 암이 증식하는 것이다. 이런 경우 암 줄기세포가 발현되기도 해서 더 악성으로 변하게 된다. 현재는 의료계에서 더 많은 표적을 막기 위한 표적항암제를 개발 중이다. 이것을 기다리기에는 환자에게 시간이 없기에 부작용이 거의 없는 천연물을 항암제로 써야 하는 이유이다.

표적치료제는 세포독성항암제보다는 골수 손상이나 탈모 부작용이 적지만, 간 효소 수치 상승, 피부 발진, 설사, 구내염, 고혈압 등의 부작용이 있다. 허셉틴은 심장 부작용이 있고, 이레사는 피부 발진의 부작용이 있다. 타세바는 피부 발진, 설사, 간혹 폐 독성을 보인다. 아바스틴은 백혈구, 호중구, 혈소판 감소증, 말초신경병증, 고혈압, 근육통, 설사, 복통이 나타난다. 허셉틴 치료 중 스타틴제제를 복용하면 심부전을 최대 66%까지 낮춘다는 캐나다 토론토 연구진의 2020년 3월 연구 결과가 나와 있다.

나의 견해는 스타틴제제 역시 부작용을 감수해야 하므로, 이것을 대체할 천연물을 복용하는 것이 더 효율적으로 본다. 유방암은 HER2 표적이 있는 경우는 허셉틴을, 호르몬 수용체가 있는 경우에는 타목시펜을 투여한다. 이 2가지에 표적이 없는 경우는 삼중음성유방암이다. 이런 경우는 표적치료제를 쓸 수 없다. 표적치료제는 내성이 생기고, 한 개의 표적에만 쓸 수 있으며, 유전자 변이 검사에서 해당 유전자가 발현이 없으면 쓸 수 없다. 이런 경우는 세포독성항암제와 면역항암제를 쓸 수 있다. 단, 면역항암제도 면역관문이 있어야 쓸 수 있다.

암종별 표적치료제

암종별 표적치료제는 다음과 같다. (상품명으로 표기함)

❶ 폐암

EGFR 변이: 1세대(이레사, 타세바), 2세대(지오트립), 3세대(타그리소)

ALK 변이: 1세대(잴코리), 2세대(자이카디아, 알렉센자, 알룬브릭)

R021 변이: 잴코리, 로즐리트렉

VEGF 변이: 아바스틴

❷ 유방암

호르몬 수용체: 타목시펜, 입랜스, 버제니오, 키스칼리, 아로마타제 억제제와 함께 병용

HER2 수용체: 허셉틴

BRCA 변이: 린파자

❸ 간암

TKI 억제제: 넥사바, 렌비마, 스티바

❹ 백혈병

BCR-ABL 변이: 글리벡

CD20 변이: 리툭산, 맙테라

CD30 변이: 애드세트리스

❺ 난소암

PARP 억제제: 린파자, 제줄라

❻ 대장암

EGFR 변이: 얼비툭스

VEGF 변이: 스티바가, 아바스틴

KRAS 변이: 루마크라

13

면역항암제는 면역세포인 T세포를 잠에서 깨우는군요

면역관문이란?

면역항암제는 미국 전 대통령 지미 카터가 90세에 4기 뇌전이 흑색종으로 진단받아 키트루다라는 면역항암제로 완치되어 2022년 현재까지 생존하게 한 새로운 항암제이다.

2000년 전후로 표적치료제를 통해서 미사일처럼 정확하게 표적에 작용하는 약제가 개발되었다. 이제는 3세대 항암제로 불리는 면역항암제의 시대가 되었다. 놀라운 희소식이 아닐 수 없다.

그러나 이 항암제 역시 모든 암환자에게 해당하는 것은 아니다. 세포독성항암제는 세포증식을 억제하고, 표적치료제는 신호전달 수용체를 공격함으로 암의 증식을 억제하는 사멸요법이었다. 면역항암제는 우리 몸에 작동하지 않는 면역세포를 깨우고 면역 균형을 되돌리는 치료법이다.

우리 몸에는 면역 균형을 잡아주는 도구가 있는데 이것을 면역관문(Immune checkpoint)이라고 한다. 자가면역질환은 면역계가 자신을 공격하는 질환이다. 대표적으로는 류머티스, 루푸스 같은 질병이 있다.

면역계가 코로나바이러스를 공격하기 위해 심한 활성을 하면 사이토카인 폭풍으로 인해 우리 몸은 심각한 후유증을 겪게 된다. 이런 과한 면역 활성을 억제하는 것이 **'면역관문'이고, 활성화된 면역은 억제하고 억제된 면역은 활성화하는 역할을 한다.**

인체의 면역계는 선천면역과 적응면역으로 나눈다.

선천면역은 대식세포, 수지상세포, NK세포, 호중구를 통해 침입자를 잡아먹는다. 이때 활성산소가 발생하고 케모카인과 사이토카인을 분비한다. 선천면역이 직접 침입자를 처리하는 동안 우리 몸에는 후천성면역을 관할하는 방어시스템을 작동한다. 이것을 적응면역(Adaptative immunity)이라고 부른다. 대표적으로 T세포와 B세포가 있다. 이 세포는 특수 부대처럼 한 번 싸운 적은 기억해놓는다. 이것을 면역기억(Immune memory)이라고 한다. T세포는 병원균을 공격하고 고도로 훈련되어 있다. 암세포와 싸우는 T세포는 CD8 T세포, 세포독성 T세포이다. B세포는 적을 인지하여 없애는 항체를 만들어낸다.

인체의 세포는 60조 이상인데 끊임없는 세포분열을 하여 DNA 복제 오류로 인한 돌연변이가 누적되게 된다. 보통은 면역계가 이 돌연변이를 즉각적으로 제거하므로 큰 문제는 없다. 이를 면역감시(Immune surveillance)라고 한다. 어느 정도까지는 면역감시를 통해서 암세포 발생 속도보다 제거하는 속도가 빨라서 암으로 발전하지 않는다. 어떤 임계점을 넘어가면 암세포는 면역감시를 속여서 면역세포의 공격을 피할 수 있는 능력이 자라나는데 이것을 암세포의 '면역회피'라고 한다. 이때부터 암세포는 급격하게 자라게 되는데 깨진 면역 균형을 잡아주는 것이 면역항암제이고 면역관문을 억제해서 T세포가 역할을 할 수 있게 하는 것이다.

대표적인 면역관문 PD-1, CTLA-4

면역반응을 끄고 켜는 안전장치인 면역관문은 수십 종류가 발견되었다.

대표적인 면역관문 PD-1(Programmed cell death protein-1)은 T세포에 붙어서 면역 과잉 반응이 일어날 때 억제하는 역할을 한다. PD-1이 작동하면 면역계는 공격 중지를 명령한다. 암세포는 자신의 표면에 PD-L1을 부착하여 T세포의 PD-1과 결합하여, T세포의 면역감시 역할을 눈감게 한다. T세포는 원래는 암세포를 인식하고 죽이는 역할을 하는데, 암세포의 교란에 속아버린 것이다.

다른 면역관문인 CTLA-4(Cytotoxic T lymphocyte antigen 4)는 암세포가 발현하는 CD80*86과 결합하여 면역계의 공격을 중지한다. 면역관문은 면역계에 브레이크 작용을 하는 것이다. 면역항암제는 면역관문 억제제로서 T세포가 암세포를 인식하게 하거나 암세포가 T세포로부터 숨지 않도록 한다.

대표적인 면역항암제: 상품명(성분명)

분류	성분명	상품명	주요 적응증
CTLA-4 저해제	이필리무맙	여보이	흑색종, 직결장암
PD-1 저해세	니볼루맙	옵디보	흑색종, 비소세포폐암, 두경부암, 호지킨림프종, 요로상피암, 위암, 식도편평세포암
PD-1 저해제	펨브롤리주맙	키트루다	비소세포폐암, 두경부암, 요로상피암, 식도암, 흑색종, 자궁내막암, 위암, 소장암, 난소암, 담도암, 삼중음성유방암, 췌장암
PDL-1 저해제	아테졸리주맙	티쎈트릭	요로상피암, 비소세포폐암, 소세포폐암, 간세포암, 삼중음성유방암
PDL-1 저해제	아벨루맙	바벤시오	전이성 요로상피세포암
PDL-1 저해제	더발루맙	임핀지	비소세포폐암

키트루다는 주사약으로 3주마다 1회 투여하고 30분에서 1시간이 걸린다. PD-L1 발현이 50% 이상 양성인 경우, 세포독성항암제와 병용하고 전이성 비소세포폐암에 사용한다. EGFR, ALK 변이 환자는 다른 항암제 투여 후 전이가 있는 경우에 투여할 수 있다. 비급여로 흑색종, 두경부암, 위암, 자궁내막암, 흉선암, 림프종, 담낭암 등에 투여할 수 있다.

옵디보는 주사로 단독 투여 시는 2주 간격이고, 옵디보와 여보이를 함께 투여할 경우는 옵디보를 3주 간격으로 투여한다. 여보이는 옵디보와 병용 시 강력한 효과를 발휘하는데 3주마다 함께 총 4회 투여한다. 급여 적용을 하는 경우는 악성 흑색종, 비소세포폐암, 신장암, 두경부암, 호지킨 림프종이다.

티쎈트릭은 3주마다 투여하고 시간은 30분에서 1시간이다. 암세포가 발현하는 PD-L1을 억제하여 면역반응 회피를 피한다. 비소세포폐암, 방광암, 간암, 삼중음성유방암에 쓸 수 있다. 삼중음성유방암에서 PD-L1 발현율이 1% 이상이고 절제 불가능한 전이성 환자에게서 파클리탁셀과 병용요법으로 쓸 수 있다. 간암에서 아바스틴과 병용하여 1차 치료제로 사용할 수 있다.

임핀지는 3기 이상의 비소세포폐암의 치료에 허가되었고, 1년 이상 임핀지 투여 환자의 4년 생존율이 49.6%로 유의미한 효과와 안전성이 입증되었다.

면역항암제 부작용

대표적인 면역항암제 키트루다(펨브롤리주맙)는 몸의 면역계를 다시 작동시키게 하는 약이다. 암과 관련된 면역계를 작동하게 할 뿐만 아니라 때로는 정상적인 조직과 기관을 공격하기도 한다. 자기 몸을 공격하는 자가면역질환이 발생할 수도 있고 이러한 공격은 심각하여 때로는 죽음에 이르게도 한다. 면역항암제 부작용으로 사망할 확률은 1% 정도이다. 여러 증상이 동시에 나타날 수도 있고 치료가 끝난 후에 서서히 나타날 수도 있다. 면역항암제에 효과가 있는 경우는 생존율이 길어지고 완화될 수 있지만, 전신적인 부작용과 독성도 무시할 수는 없다.

대표적인 기관별 부작용은 다음과 같다.

❶ 폐 부작용: 기침, 짧은 호흡, 흉통

❷ 장 부작용: 설사, 검고 끈적한 변, 혈변, 점액성 변, 통증

❸ 간 부작용: 누런 피부, 눈의 백탁화, 심각한 오심 구토, 우측 위 부분 통증, 차 색깔의 소변

❹ 신장 부작용: 소변량 감소, 혈뇨, 식욕감퇴, 관절 부종

❺ 피부 부작용: 발진, 가려움, 피부 벗겨짐, 림프부종, 입, 코, 인후 부위의 통증, 발열

❻ 호르몬 부작용: 사라지지 않는 두통, 빛에 민감한 눈, 심박수 증가, 발한, 극도의 피로감, 체중의 증감, 평상시와 다른 배고픔과 목마름, 빈뇨, 탈모, 추위를 탐, 변비, 목소리의 갈라짐, 어지러움, 기분과 행동의 변화

더 심각하게 나타나는 증상들은 생명에 지장을 초래한다. 이것을 고진행성 종양(Hyperprogressive disease, HPD)이라고 부른다. 프랑스의 Roberto Ferrara 박사팀은 비소세포폐암 환자에게 면역항암제 투여 후, 고진행성 질환으로 종양이 50% 이상 증가한 환자가 13.8%에 달하는 연구 결과를 발표했다. 고령에 전이가 2개 이상인 경우 상태가 악화되는 비율이 14%에 이른다는 것이다. 2011년 8월~2017년 4

월 비소세포폐암 406명을 분석한 결과 전체 생존 기간(중간값)은 13.4개월이고 무진행 생존율은 2.1개월이었다. 이 중 41.9%가 종양 크기가 20% 증가했다.

4기 환자는 면역항암제를 마지막 희망으로 붙잡고 있으나, 부작용을 간과하는 경우가 있다. 나의 아빠도 5차 투여까지는 키트루다에 부작용이 없었으나, 6차에 심각한 전신부종과 발진, 고열이 생겼다. 혼자 자는 밤에 콧속과 기관지가 부어올랐다면 호흡곤란이 생길 수 있었을 것이다. 부종으로 몸무게가 이틀 사이에 3kg 증가될 정도였다. 응급실에서 스테로이드제 투여 후 부작용 증상 발현은 10일 정도에 안정되었으나 나는 고진행성 종양으로 갈 수 있다고 판단했다. 의사 선생님도 계속해서 키트루다를 투여할 수 없는 상황으로 보았다. 득보다는 실이 생길 수 있다고 본 것이다.

이런 부작용은 누구도 예측할 수 없다. 나는 가족들과 아빠를 설득하기 위해서 많은 논문 자료들을 제시했다. 80세의 말기암 환자는 단 한 번의 치명적인 부작용으로 돌이킬 수 없는 결과를 가져올 수 있으므로 가장 안전한 방법을 택해야 한다. 항암제 투여 시 급격한 체중감소와 정상적인 생활을 할 수 없다면 특히 나이가 많은 환자는 가족들이 현명한 선택을 해야 하는 시점이 올 것이다.

우리 가족 중 동생들은 아빠의 의견을 존중하자고 했다. 80세의 말기암 환자 노인이 어떤 지식을 가지고 항암제를 중단할지 계속 투여

할지 결정할 수 있단 말인가. 가족들은 의사 선생님의 의견에 따르자고 했다. 나는 각종 자료를 들고 의사를 만났고, 아빠는 항암만 한 것이 아니라 보충제와 천연물 요법을 병행했음을 설명했다.

암환자 사례 ❹

50대 남성, 전립선암 초기

2022년 8월 건강검진에서 전립선암 표지자인 PSA가 10이 나왔다. (정상 수치 1~3)
전립선암 의심 소견으로 조직검사를 권유받았다.
9월부터 보충제, 식이요법을 시행하여 2개월 만에 PSA 수치가 4로 떨어졌다.

만약 8월 상태에서 조직검사를 했다면 혹시 있을 수 있는 암세포가 상처 복구와 재생을 하면서 다른 곳으로 전이될 수 있는 가능성이 컸다.
일단 조직검사를 미루고 보충제 요법과 철저한 식이요법을 한 것이 전립선 염증 수치를 빠르게 떨어뜨렸다.
2개월마다 추적 관찰하기로 했다.

14

다양한 병기법 이해하기

분화도에 의한 병기 이해하기

일반적으로 많이 사용하는 병기는 TNM 분류이다. T는 종양의 크기(Tumor size), N은 림프절 전이 숫자, M은 타 장기 전이 유무로 본다.

T1은 지름이 2cm 이하, T2는 2~5cm, T3은 5cm 이상이다.

N1은 림프절 전이 1~3개, N2는 림프절 전이 4개 이상으로 본다.

림프절 전이 없고 크기가 2cm 미만인 경우는 1기, 림프절의 전이 개수와 크기에 따라 2, 3기로 분류한다. 원격전이가 있으면 4기로 본다. 원격전이란 발생한 장기와 멀리 떨어진 다른 장기나 림프절로 전이된 상태를 말한다.

4기 암을 좀 더 자세히 세분화한다면, 분화도에 따라 나눠 볼 수 있다. 암세포는 2장에서 언급했듯이 분화(Differentiation)가 완전히 된 세포를 정상 체세포로 본다면, 암세포는 분화가 아직 덜 된 상태로 있는 단세포로 퇴행된 것이다. '분화가 되었다'는 것은 단세포에서 분열, 증식을 하면서 모양과 기능이 완벽히 갖춰진 세포를 말한다. 안구세포, 간세포, 심장세포 등 자신의 위치에서 역할이 부여된 세포이다. 이 세포들이 환경적, 유전적 요소에 의해서 변이하게 되어 다시 단세포 때의 모습으로 돌아간 것이 암세포이다. 단세포의 성격은 다시 분열, 증식, 성장하려고 한다. 체세포는 이미 성장이 끝났는데 느닷없이 다시 역행된 세포가 급격한 증식을 하는 것이다.

4기 환자의 조직검사지에는 분화도에 의한 암의 병기를 표시하고 있다.

❶ Well differentiation: 분화도가 좋음
❷ Moderate differentiation: 적절히 분화가 됨
❸ Poorly differentiation: 분화가 덜 됨
❹ Undifferentiation: 분화가 되지 않음

이제 공부를 했으니 어떤 분화도가 더 악성인지 알 수 있다. Undifferentiation(분화가 안 됨) 단계가 분화도가 가장 악성이다. 암 조직이 나타내는 분화도에 따라 암 줄기세포 발현도를 가늠해 볼 수 있다. 1번으로 갈수록 치료 효과가 높을 것을 예상할 수 있다. 3, 4번의 정

도는 배아세포에서 배반포 이전으로 2~4세포기, 상실배 수준으로 암세포가 퇴행하여 암 줄기세포 기능을 획득했다는 의미이다. 3, 4번은 기존의 항암제, 표적치료제, 면역항암제가 잘 듣지 않을 것이다. 같은 암 덩어리 내에서도 세포마다 분화 정도가 다를 수 있다.

어떤 암세포는 1형을, 다른 세포는 2, 3, 4형이 혼재되어 있다. 기존 항암제에 잘 듣는 세포들이 세포주기를 억제함으로 일시적으로 크기가 줄어들 수 있다. 하지만 4번 성격의 암세포는 가만히 있다가 어느 순간 증식을 급속히 하게 된다. 처음에는 항암제가 잘 들어서 환자가 희망을 보다가 6개월 이내에 다시 암이 자라는 상황을 맞게 된다. 이때 필요한 것이 통합요법(Combination theraphy)이다. 항암제, 영양소 불균형 해소를 위한 보충제, 각 암세포의 신호전달을 차단하는 천연물 복합제(알칼로이드, 폴리페놀, 한방 약물)를 함께 투여하는 것이다.

종양표지자 이해하기

암의 진단에 있어서 암의 분자생물학적 기전을 알아볼 수 있는 검사가 있다. 종양표지자, 암 조직검사, 면역조직 화학검사를 통해서 정확한 암의 성질을 파악할 수 있다.

종양표지자는 암세포 또는 암에 반응하는 정상세포가 만드는 물질로 암의 유무, 종류 등을 파악할 수 있게 한다. 종양의 종류에 따라 생산

되는 종양표지자가 다르고, 분화도에 따라서 양이 다르다. 초기 암에서는 종양표지자 수치가 고농도로 증가하지 않고, 양성 질환인 경우에는 고농도로 측정될 수 있다. 진행 암인 경우에 고농도이고, 종양 절제 수술 후 재발한 경우에 종양표지자 수치가 상승한다.

종양표지자는 암의 조기 진단, 악성과 양성의 감별, 암의 재발과 치료 효과 판별에 유용하게 적용될 수 있다. 재발 암을 조기에 발견하는 목적으로는 수술 후 6개월은 월 1회, 그 후에는 2개월에 1회로 검사할 수 있다. 특정 종양표지자는 특이한 성질을 가지고 있는데, 배아세포 때 발현되는 단백질을 암세포가 발현해 있는 것이다. 이런 특징으로 추론해볼 때 일부 암세포가 배아기 때의 성질로 돌아가 있는 것으로 볼 수 있다. 배아기로 돌아간 암세포는 암 줄기세포의 성질을 갖게 되는 것이다.

특정 종양표지자는 다음과 같다.

❶ AFP(Alpha-fetoprotein)는 태아 혈청에 존재하는 단백질로서 배아기 28일경에 생성되고, 11주부터 간에서 생성된다. 태아 혈청 단백의 70%나 차지하고 세포증식에 관여하는 단백질이다. 태아가 성장하면서 15주에 AFP 수치가 최대로 증가한다. 건강한 성인의 혈청 AFP 농도는 10ng/ml 이하이다. 신생아는 출생 직후 5,000ng/ml이다가 1년 후에 10ng/ml로 감소한다.

❷ CEA(Carcino Embryonic Antigen, 암태아성 항원)는 배아세포

와 암에서 공통적으로 만들어지는 항원이다. 혈청 CEA가 양성이어도 대장암이 아닐 수 있으나, 진행 암을 파악하는 지표로 사용할 수 있다. 암환자의 20~70%는 이 수치가 상승하여 있다. 위암과 대장암 수술 전후의 CEA 농도와 5년 생존율의 연관성이 있다고 본다. 수치의 상승은 재발을 의미하고, 림프절 전이, 원격전이, 복막 침윤을 보는 예후 인자로 파악하고 있다.

❸ HCG(Human chorionic gonadotropin)는 태반의 영양막세포에서 분비되고 임신 유지에 중요한 당단백 호르몬이다. 태아 성장에 관여하고 임신 주 수에 비례하여 증가한다. HCG는 고환종양, 난소암, 자궁경부암, 위암, 간암, 췌장암에서 10~50%의 빈도로 발견된다. 이러한 종양표지자가 발현되고 정상 수치보다 현저히 높은 경우에 암의 예후를 예측해 볼 수 있다. 치료 과정에서 이 수치가 낮아지고 있다는 건 좋은 표지이다.

❹ PSA(Prostate specific antigen)는 전립선암에서 발현되고 전립선암 검진 도구로 유용한 지표가 된다. 수치가 2배로 높을 때는 종양 공격성의 지표로 볼 수 있다.

대표적인 종양표지자와 관련 암 종류는 다음과 같다.

종양표지자	암 종류
AFP	간암, 난소암, 고환암, 생식세포암
CA 15-3	유방암, 폐암, 난소암
CA 19-9	췌장암, 대장암, 담낭암
CA 125	난소암
CEA	대장암, 폐암, 유방암, 갑상선암, 췌장암, 간암, 자궁경부암, 방광암
HCG	고환암, 융모암
PSA	전립선암
Her2	유방암
EGFR	폐암, 췌장암, 유방암, 두경부암

면역조직 화학검사 이해하기

진단 후 다음과 같은 내용이 들어있는 조직검사지를 받게 된다.

면역조직 검사지

Breast Left 5 o'clock core needle biopsy
INVASIVE DUCTAL CARCINOMA histologic grade 3, nuclear grade 2
〈Gross Description〉
Specimen received consists of two linear pieces of breast tissue measuring up tp 1.4cm in length
entirely embedded
immunohistochemical stain result

ER: PS(0)+IS(0)=TS(0)
PR: PS(0)+IS(0)=TS(0)
HER2: 0
Ki-67: 45%
p53: Negative(0~10%)
E-cadherin: Positive

이 내용을 살펴보자.

왼쪽 가슴 5시 방향에 조직검사를 실시

침윤성 유방암, 병기 3기, 핵 등급 2등급

왼쪽에 1.4cm

면역화학 검사지 결과

ER: 에스트로겐 호르몬 수용체 없음
PR: 프로게스테론 호르몬 수용체 없음
HER2: 허투 수용체 없음
Ki-67: 45% 암세포의 증식 세포 속도 45%
p53: 음성
E-cadherin: 양성

이 검사지를 해석해보면, 왼쪽 유방에 1.5cm 크기의 침윤성 유방암 3기이고, 분화도는 1등급에서 3등급 중 2등급에 해당한다.

유방암 유형은 에스트로겐, 프로게스테론, 허투(HER2) 수용체에 전부 음성이므로 삼중음성유방암에 해당한다.

Ki-67 지수가 45%이면 낮지 않으므로 암이 빠르게 증식하는 성질을 가지고 있다고 본다.

p53은 암억제유전자로서 이것이 음성이라는 것은 암억제유전자의 변이는 없는 상태이다.

E-cadherin은 상피세포 접합 단백질로서 이것이 음성으로 소실되면 세포 간 접합이 약해져서 전이성 성질을 띠게 된다. 이 지표에 양성이면 EMT 전환(상피 간엽전환)으로 진행되지 않아서 배아줄기세포 성질까지는 띠지 않는 상태로 볼 수 있다.

다른 검사지를 살펴보면 NGS(Next generation sequencing) 차세대 염기 분석을 통해서 유전자 변이를 자세히 알 수 있다.

마커 / 변이

- EGFR / wild type
- ALK / wild type
- ROS1 / wild type
- MET / wild type
- KRAS / wild type
- BRAF / wild type
- TP53 / mutant

이 환자는 폐암 환자로서 여러 표적에 wild type(원형)으로 변이가 없고, TP53 유전자에만 변이가 있는 것으로 결과가 나왔다. TP53은 암억제유전자로서 암환자의 50%가 이 유전자에 변이가 있다. 이 환자는 표적 치료에 해당하는 변이가 없으므로 표적치료제는 쓸 수 없는 것으로 결과지에 나온 것이다. 이런 경우는 세포독성항암제와 면역항암제를 병행해서 진행할 것으로 예측된다.

이러한 검사를 통해 암의 성질을 정확히 파악할 수 있어서 치료에 정밀성을 더할 수 있게 암 검사가 발전되어 있다. 하지만 모든 유전자 변이에 해당하는 표적이 개발되어 있지 않은 단계이므로 기본적으로는 세포독성항암제를 투여하고, PD-L1, PD-1 발현이 0%여도 면역항암제를 투여하기도 한다.

암 줄기세포 마커(Marker)

암세포에는 휴면기에 있는 암 줄기세포가 남아 있어 항암과 표준치료가 끝난 후 1~10년 후에 암이 재발할 수 있다. 특히 유방암은 재발 시점이 10년이 훨씬 넘어가도 재발한다. 그러므로 암의 재발을 높이는 암 줄기세포 잔존 여부를 아는 것이 치료 효과를 올려줄 수 있다. 각 종양 유형에 신뢰성 있는 암 줄기세포 바이오마커를 발견하는 것이 관건이 된다. 진정한 치료의 끝은 암 줄기세포의 완전한 소멸이기 때문이다.

암 줄기세포 마커

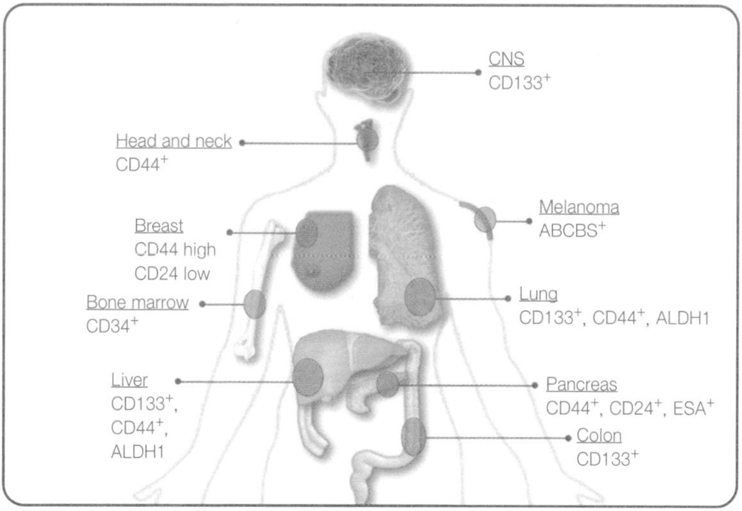

암세포 표면에 그림과 같이 특정 암에 특정 마커가 나타남을 발견했다. 이러한 마커는 정상세포에서 나타나지 않고 종양 세포에서 과발현되는 세포 표면 당단백질이다.

대표적인 마커로는 CD44, CD24, CD29, CD90, CD133, ESA와 ALDH1이 여러 암종에 존재한다. CD44는 유방암, 간암, 난소암, 폐암, 결장암, 전립선암 등에서 발현된다. 이러한 마커를 나타내는 단백질은 세포 표면 수용체로서 세포 외부의 신호를 세포 내부로 전달하는 역할을 한다. 2003년 미국 미시간 대학 클락 박사팀이 CD44+CD24- 표현형을 갖는 유방암 세포가 암 줄기세포임을 최초로 규명했다. 이 표현형을 나타내는 암세포는 항암제(도세탁셀, 독소루비신, 싸이클로포스파미드,

트라스투주맙)에 내성을 보이는 것으로 보고되고 있다. 특히 삼중음성유방암에서 CD44가 발현되고 CD44 양성환자가 CD44 음성환자보다 예후가 좋지 않은 것으로 조사되었다. CD44는 암세포의 대사 조절, 성장, 이동, 침윤, 생존 등에 관여하는 신호전달에 중요한 역할을 하는 것으로 관찰된다.

유방암에서 CD44+/CD24-와 ALDH의 고발현이 유방암 줄기세포 존재의 가장 '황금 기준'으로 제시되고 있다. 이러한 지표의 관찰은 곧 암의 증식과 전이를 나타낸다. 뇌종양에서는 CD133, CD44 등을 포함한 세포표지자가 확인되었다. 이러한 암 줄기세포 마커들은 잔존 암 줄기세포를 찾는 목적 이외에 표적 치료에도 이용될 수 있다. 난소암에는 CD133, CD44, c-kit와 같은 세포 표면 마커들이 발견된다. CD44는 세포 외기질(Extracellular matrix: ECM)의 히알루론산을 이용하는 세포접착분자로 다양한 세포 내 신호전달에 관여한다. 난소암 재발 시 CD44의 레벨이 증가되어 있으며 최근 2,161명의 난소암 환자 메타 분석 결과에서 진행성 병기와 낮은 5년 생존율과 관련이 있음이 보고되었다.

난소암 이외에도 전립선암, 췌장암, 두경부암에서 CD44를 발현하는 암 줄기세포가 2차 종양 생성 능력이 있음이 관찰되었다. CD133은 콜레스테롤에 결합하여 Hedgehog 신호전달에 관여한다. 또한 뇌종양이나 전립선, 결장, 난소, 췌장암의 암 줄기세포 선별에 유용한 마커이다. ALDH(Aldehyde dehydrogenase) 효소는 난소암, 유방암, 급성 백혈병, 전립선암, 간암에서 활성이 증가되는 것으로 보고되고 있어, 암 줄기세포의 선택적 치료를 위한 타깃 효소로 많은 연구가 진행되고 있다.

암환자 사례 ⑤

50대 여성, 간암 4기, 간에 8cm 크기의 암

2022년 6월 간암 진단 시 AFP 5,000(정상 수치 1~7.5)이 나왔다.
세포독성항암제와 키트루다 병용 요법으로 6차 항암을 진행했다.
그 결과 암은 8.5cm로 더 커지고 폐로 전이되었으며, AFP 수치는 10,500이 되었다.

AFP 수치의 급격한 상승은 바로 '암 줄기세포'의 발현으로 볼 수 있다. 이런 상태는 항암제나 방사선 치료로 제어할 수 없다.
흉수와 복수가 차고 혈소판 수치는 45(정상 수치 150~400)여서 출혈 위험이 큰 상태였다. 병원에서는 11월 초 항암 내성으로 항암을 중단시켰다.
11월 초 보충제, 천연물 통합요법을 시작하여 2주 만에 백혈구 수치가 3,500에서 5,400으로 상승했다. 코피가 계속 나던 것이 멈추었고, 일상생활에 전혀 문제없이 투병하고 있다.

4장

삼중음성유방암의 치료 방향

15

삼중음성유방암의 최신 연구는 이렇게 말한다

삼중음성유방암의 유형

유방암의 2022년 현재 5년 생존율은 95%가 넘어가는 아주 놀라운 결과를 보인다. 그중 4기 유방암 생존율은 35.8%이다. 호르몬 양성과 허투(HER2) 양성 유방암은 표적이 있기에 표준화된 치료제가 있고, 비교적 치료에 대한 이해도가 높다.

삼중음성유방암은 분자 유형에 따라 다각도로 항암제를 쓰고 있다. 삼중음성유방암이 암 줄기세포 발현율이 높으므로 암 유형에 대한 이해로 치료 효과를 높일 수 있다. 삼중음성유방암은 전체 유방암의 12% 정도에 해당한다. 유방암 세포의 유형에 따라 상피세포형(Luminal)이 있고, 기저세포형(Basal)으로 나뉜다.

유방암은 분자생물학적 분류로는 다음 4가지로 나뉜다.

❶ Luminal 타입 A: 에스트로겐 양성, 프로게스테론 양성, 허투 음성, 전체의 71%

❷ Luminal 타입 B: 에스트로겐 양성, 프로게스테론 음성 또는 저발현, 허투 음성, 12%

❸ Her2 타입: 허투 양성, 다른 표지자 음성, 5%

❹ Basal 타입: 에스트로겐 음성, 프로게스테론 음성, 허투 음성, 12%

삼중음성유방암은 분자 유형에 따라 6가지 그룹으로 더 세분화한다.

❶ BL1(Bsal-like1): 기저세포형이고 증식속도가 빠르다.

❷ BL2(Bsal-like2): EGF 수용체를 통한 신호전달을 받는다.

❸ MSL(Mesenchymal stem like): 상피간엽전환을 하여 줄기세포의 성질을 가진다. 느리게 증식한다.

❹ M(Mesenchymal): 상피간엽전환을 하고 증식속도가 빠르다.

❺ IM(Immunomodulatory): 면역세포와 사이토카인을 분비하는 신호전달을 한다.

❻ LAR(Luminal androgen receptor): 안드로겐 호르몬 수용체에 반응한다.

이렇게 자세히 나누는 것은 항암제 약제 선택의 세분화를 위해서이다.

BL1 타입에는 올라파립(BRCA 변이가 있는 경우), BL2 타입에는 오란티닙(VEGF2, PDGF, FGFR의 표적이 있는 경우) 등의 표적치료제를 사용할 수 있다. IM 타입에는 다클리주맙, 펨브롤리주맙, 니볼루맙 같은 면역항암제, LAR 타입에는 세포독성항암제인 독소루비신이 쓰인다.

삼중음성유방암은 약이 없는 것이 아니라 암의 분자 기전에 따라 다양한 조합의 항암제를 쓸 수 있다. 이 유형 중 MSL, M 타입이 암 줄기세포가 발현된 타입으로 볼 수 있다.

삼중음성유방암의 최신 연구

삼중음성유방암의 전이는 상피간엽전환을 통해서 암 줄기세포 기능을 획득했다고 본다. 앞 장에서도 설명했듯이 암 줄기세포는 세포독성항암제와 표적치료제 또한 면역 치료제로 다스릴 수 없다. 매년 전 세계에 100만 명의 유방암 환자가 생기며, 그중 12%인 약 17만 명이 삼중음성유방암으로 진단받는다. 삼중음성유방암의 5년 생존율은 77%이고 1~3기 환자의 37%가 수술 후 5년 내 사망하는 것으로 조사된다. 초기 환자의 50%가 약 1.2년 안에 재발을 경험하고, 전이가 있는 경우에 13~18개월의 기대여명이 예상된다. 재발하거나 전이가 있는 경우에 치료가 상당히 힘들다.

삼성병원의 삼중음성유방암 환자의 샘플 999개를 분석한 결과, 브라카 유전자 변이를 가진 사례는 13.1%였다. 유전자 변이로 인한 삼중음성 외에 다양한 경로의 삼중음성유방암 연구가 활발히 진행되고 있다.

용인세브란스병원 교수팀은 2005~2016년 수술과 항암치료를 한 600명의 삼중음성유방암 환자의 혈액을 분석한 결과 호중구 대 림프구 비율이 높아질수록 예후가 좋지 않은 결과를 발표했다. 혈액검사를 통해 호중구 수치를 염두에 두고 이 수치를 낮추는 보충제를 병행한다면 치료 효율을 높일 수 있을 것으로 본다.

가톨릭대학교 서울성모병원의 윤창익 교수 팀은 482명의 환자 세포에서 'YAP1(Yes-associated Protein1)'의 발현이 높은 것으로 분석했다. YAP 발현 환자의 원격전이는 2.27배, 사망 위험은 3.86배 높은 것으로 조사됐다. 윤 교수는 YAP를 치료 표적으로 하는 치료제의 개발은 유방암의 전이 억제로 치료 효과를 높일 수 있을 것으로 전망했다. YAP 경로는 대표적인 암 줄기세포 발현 기전으로 암의 전이와 사망 위험을 높인다.

JW중외제약은 STAT3 경로를 타깃으로 하는 JW-2286을 개발 중이다. STAT3은 세포 내에서 다양한 유전자의 발현을 촉진하는 단백질(전사인자)이다. STAT3의 비정상적 활성화는 암세포의 성장과 증식, 전이, 약제 내성을 일으킨다. 이 표적치료제가 삼중음성유방암에 효능이 있을 것으로 보인다.

현재까지는 STAT3을 표적으로 하는 표적치료제가 성공하지 못했다. 서울아산병원 김성배 교수 팀은 삼중음성유방암 조직에서 'PI3K-AKT-mTOR'의 유전자 변이를 발견했다. 암 조직에서 이 변이가 발견되면 AKT 표적치료제로 치료할 수 있고, 기존 항암제 치료환자보다 무진행 생존 기간이 2배 증가하는 것을 〈란셋 온콜로지(Lancet Oncology)〉 8월호에 발표했다.

전이성 삼중음성유방암에서 면역항암제인 티센트릭과 파클리탁셀 병용 요법을 쓸 수 있다. 이때 전체 생존 기간 18개월에서 25개월로 의미 있는 효과를 보인 것으로 2020년 발표되었다. 면역관문인 PD-L1 발현 환자 902명을 대상으로 한 연구에서 전체 생존 중앙값이 2년이 넘는 경우가 처음이었다고 한다. 이것으로 삼중음성유방암의 치료 선택이 더 늘어난 것이다. 티센트릭은 2017년 1월 요로상피암 치료제로 국내 식품의약품안전처의 허가를 받았고 이후 비소세포폐암, 소세포폐암, 삼중음성유방암의 적응증이 추가되었다.

최신의 연구로 암세포의 포도당 대사조절을 하는 GLUT1이 삼중음성유방암에서 높은 발현을 하는 것을 알게 되었다. 또한 세포 표면 단백질인 CD44가 발현하는 것을 연구하고 있다. CD44는 암 줄기세포 표지자로 삼중음성유방암의 암 줄기세포성을 나타내는 것이다.

암환자 사례 ⑥

40대 여성, 삼중음성유방암 2기

선항암 16차, 방사 30회, 2021년 7월 표준치료를 마쳤다.
치료는 끝났으나 체력이 회복되지 않았다.
혈액검사 백혈구 수치가 2,270(정상 수치 4,000~10,000)으로 낮아져 있었다.

2022년 2월부터 보충제 복용을 시작했고 3개월 후 백혈구 수치가 4,200으로 올라왔다.
혈당, 콜레스테롤 수치를 관리했고, LDL 수치가 개선되었다.
LDL 수치가 높은 것은 암이 자라날 수 있는 환경이 되므로 반드시 관리해야 한다.
7가지 보충제를 복용하고 식이요법을 하면서 현재는 건강한 일상생활을 할 수 있는 상태이다.

16

신호전달과 천연물

EGFR 경로와 천연물

삼중음성유방암의 70%에서 EGFR(상피세포 성장인자 수용체)이 발현된다. 삼중음성유방암의 암세포는 배아기의 배반포 때로 역분화되어 있다. 이 수용체가 발현되면 E-cadherin이 억제되어서 세포 간 접합이 약화된다. 상피세포가 접합이 약해져서 간엽세포 성격으로 변화되어 상피간엽전환(EMT)이 일어난다. 이런 과정을 통해서 CD44(암 줄기세포)가 발현된다. 세포에 스트레스를 주는 세포독성항암제(탁솔, 시스플라틴)를 쓰게 되면 역시 EGFR이 발현되게 한다. 이 항암제는 상피세포형(Luminal) 세포는 죽이지만, 기저세포형(Basal) 세포를 죽이지 못한다. 세포독성항암제를 쓸 때 후박(Honokiol)을 함께 쓰면 EGFR 발현을 억제할 수 있다.

빠르게 증식하는 암세포는 에너지대사를 미토콘드리아를 이용하지 않고 해당작용(Glycolysis)을 통해서 에너지를 만든다. EGFR은 세포가 미토콘드리아 대사를 하지 않고 바로 세포질에서 해당작용으로 에너지를 만들게 한다. 이때 PKM2 경로가 활성화되고 젖산이 많이 생성되므로 몸은 더 산성화가 된다. 이 결과 면역 과정이 억제된다. 이 젖산을 상쇄하기 위해서 칼륨이 많은 녹황색 야채, 즉 녹즙의 섭취가 필요하다. 150~200ml를 1일 2~3회 복용하는 것을 추천한다. 녹즙의 준비가 어렵다면 유기농 동결 가루를 1일 2스푼 정도 물에 타서 마신다.

케일, 브로콜리에는 설포라판이 풍부하여 HDAC 경로를 억제한다. 메티오닌, 콜린 섭취를 높이는 것도 도움이 되는데 질 좋은 맥주 효모, 베타글루칸 제제를 함께 섭취하면 EGFR의 활성을 억제할 수 있다. EGFR은 mirRNA 221, 222가 활성화되어 에스트로겐 알파수용체를 억제한다. 에스트로겐 알파수용체가 발현되면 타목시펜에 반응하는 세포가 될 수 있다. 삼중음성유방암 세포는 타목시펜에 반응하는 세포로 분화하는 것을 막는 것이다. 이 RNA는 STAT3 경로를 활성화해서 암세포를 성장 증식하고 침윤하여 암 줄기세포로 변화하게 한다. EGFR은 EGFR → RAS → RAF → MEK의 단계적 신호전달을 통해서 전이를 촉진한다. 이 mirRNA의 경로는 천연물 베르베린(Berberin) 중 현호색이 막을 수 있다.

EGFR은 STAT3 경로를 활성화하고 STAT3은 다음의 여러 경로를 활성화하여 암 줄기세포 기능을 얻게 된다. STAT3을 억제하는 천연물은 후박(호노키올), 자근(시쿼닌)이다. 다음의 경로를 억제할 수 있다.

- Myc, Sox2: 줄기세포 형질 획득
- C-myc: 세포 증식, 아포토시스 억제
- Vimentin, MMP-2: 암세포의 전이, 침투
- VEGF, Hif-1a: 신생혈관 생성
- NF-κB, Oct4, mir-181a: 항암제 저항
- IL-6, TGF-B, PD-L1: 면역 회피

EGFR-STAT3 경로

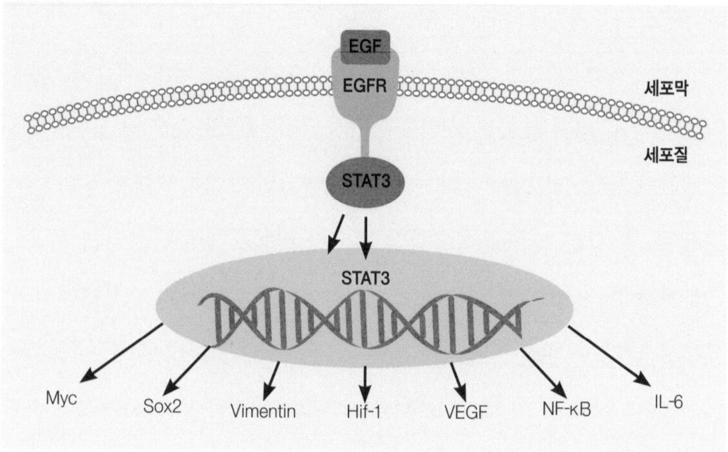

삼중음성유방암에서 p53(암억제유전자)이 60~80%가 변이되어 있다. p53은 Lin28, Oct4, Sox2, KLF4 전사인자와 HDAC 경로를 억제하여 줄기세포 발현을 억제한다. 유전자 손상을 받았을 때, 아포토시스를 시키는 p53 유전자의 변이는 줄기세포가 생기는 경로가 시작되게

하고 변이가 있는 경우 줄기세포를 100배 더 만들게 한다. 특히 염증이 생기는 경우는 p53의 변이가 없어도 p53 작동이 억제된다. 화학요법제, 방사선은 p53의 변이를 일으켜서 다핵거대암세포(Polyploid giant cancer cell)를 만든다. 이것은 암 줄기세포를 발현하게 된다. 삼중음성유방암에서 염증 경로는 가장 유의해야 하는 경로이다. p53의 변이를 막는 천연물이 커큐민(아출, 강황)이다. p53이 변이되면 p63, p73이 대체하는데 아출, 강황이 활성화한다.

YAP 경로와 천연물

배아세포는 수정란에서 분할하여 4세포기에서 YAP(Yes association protein) 경로가 활성화된다. 배반포기에 이르러서 자궁에 착상되고 3배엽 이전에 4~64세포기에 STAT3 경로가 발현된다. 엄마의 면역계는 배반포에서 84%의 배아세포를 죽인다. 면역계의 공격에서 살아남은 배아세포가 착상된다. 착상된 세포는 분화하여 내배엽, 중배엽, 외배엽으로 분화된다. 3배엽에서 생식세포가 만들어지고 유방 세포는 외배엽에서 착상 4주부터 만들어진다.

가톨릭대학교 서울성모병원의 윤창익 교수 팀이 YAP1이 삼중음성유방암에서 높은 발현율을 나타냄을 밝혀냈다. YAP 경로의 발현은 암세포가 배아세포의 기전과 같이 4세포기 때로 역분화한 것이다. 분화가 일어나기 전의 상태로 들어간 미분화 상태로 돌아갔다는 뜻이다. YAP 경로는 배아줄기세포 전사인자인 Oct4, Sox2를 활성화한다. YAP가 활성화되면 상처 치유, 콜레스테롤과 장기 재생 경로가 시작된다. 상처가 나면 혈소판 성장인자(PDGF)가 분비되어 재생 경로가 시작되는데 이때 YAP가 활성화된다.

상처 재생 경로와 암은 같은 경로를 이용한다. 세포 성장을 억제하는 것이 p53 유전자이다. 배아 때 세포증식을 하기 위해서는 p53이 억제된다. 염증이 생기면, RB(세포주기 억제유전자)를 발현 억제(메틸레이션)해서 세포주기를 억제하고 p53을 억제한다. 상처가 나면 염증이 생기고 세포손상이 일어난다. 몸은 복구시스템을 작동하여 지혈하는 혈소판을 분비한다. 지혈하려고 상처 부위의 혈액순환을 차단하게 된다. 혈액의 공급이 되지 않는 것은 그 부위에 저산소 환경이 생긴다는 개념이다.

정상세포 내의 산소포화도는 21%이고, 암세포의 산소포화도는 2%, 5%, 9% 정도이다. 저산소 환경은 배아 성장인자인 Wnt, Oct4, Sox2가 발현하고, 혈소판 유래 성장인자 PDGF가 발현된다. 또한 상피간엽전환(EMT)이 일어나서 암세포의 전이가 일어난다. 암세포와 염증 재생이 다른 점은 암세포는 불멸화된다. 정상세포는 세포 끝의 텔로미어가 줄어서 사멸되지만, 암세포의 90%는 텔로머레이즈가 활성화되어 불멸화된다. YAP 경로를 억제하면 암이 억제된다.

YAP 경로의 억제에는 천연물 커큐민, 아출을 쓴다. YAP 경로를 활성화하는 것은 콜레스테롤이다. 스타틴제제가 콜레스테롤 합성을 억제함으로써 YAP 경로를 억제한다. Hippo 경로는 배아세포의 장기를 재생한다. Hippo의 발현은 어느 정도 세포가 성장하면 증식을 억제하는데, 이 경로의 변이는 YAP가 활성화된다. Hippo가 정상 작동하면 YAP를 억제하고 분해해버린다. 염증 경로인 galectin3도 YAP를 활성화한다. 이때 쓰는 것이 청피, 진피이다.

다음 그림을 보면 YAP가 활성화된 암세포는 지방산을 연료로 삼고 림프 전이를 한다. 지방산의 섭취와 콜레스테롤 수치 조절이 전이 억제에 영향을 준다.

YAP 경로와 림프 전이

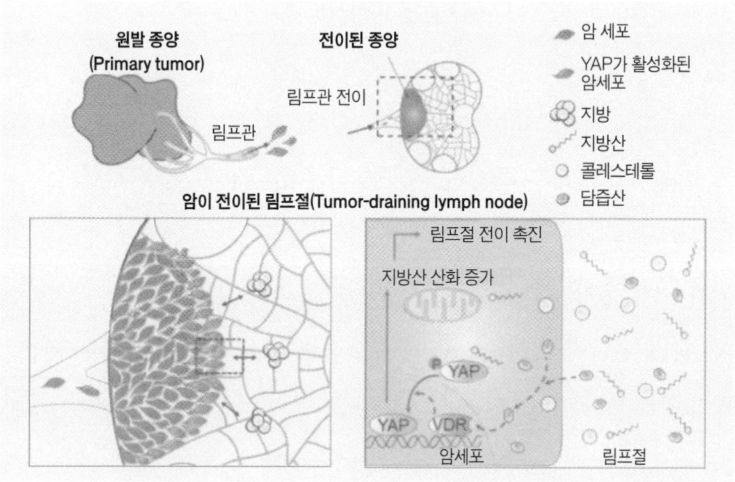

BCL11A 유전자

카이스트 조광현 교수는 삼중음성유방암의 성질을 기저세포형(Basal)에서 상피세포형(Luminal) 타입으로 전환할 수 있다는 실험 결과를 발표했다. 삼중음성유방암의 38%가 BCL11A 유전자가 발현되어 있다고 한다. 이 유전자는 배아세포에서 발현되는 유전자가 배아줄기세포로 역분화된 것이다. BCL11A 유전자의 발현은 흡연, 당뇨, 고혈당, 저산소 환경에 영향을 받는다. 암은 이질성이고 전체 덩어리가 한 종류가 아니다. 일부는 분화되어가고 분화되지 않은 세포가 같이 존재하고 다양한 분화도가 섞여 있다. BCL11A가 HDAC1을 활성화하고 분화를 억제하여 암 줄기세포 상태로 있게 한다. m-RNA137이 암억제유전자를 활성화하는데, 이것은 레스베라트롤이 활성화하게 한다.

m-RNA137, mRNA146a, let-7이 함께 활성화하면 BCL11A가 억제되고 유방암 증식이 억제된다. mRNA146a를 활성화하는 천연물은 퀘르세틴이다. let-7은 암세포가 정상세포로 분화하게 하는 유전자이다. 호장근, 대황, 양재근, 오수유, 상백피가 let-7을 활성화한다. HDAC1 억제제를 쓰면 호르몬 삼중음성유방암이 호르몬양성유방암으로 분화된다. 대표적인 HDAC1 억제 천연물이 설포라판, 나복자, 쥐오줌풀, 케일, 녹즙, 발효해조, 미역류이다. 천연 에스트로겐 베타 수용체를 활성화하는 갈근, 제니스테인을 쓰면 정상세포로 분화된다. 레스베라트롤, 이소플라본, TTP를 사용하면 분화된다. 삼중음성유방

암 치료에 위의 천연물과 함께 사용하면 호르몬양성유방암으로 전환(reversion)할 수 있다는 실험 결과가 보고되었다.

NF-κB 경로와 천연물

NF-κB는 핵 안으로 들어가 필요한 유전자 부위를 활성화하는 전사 조절 단백질이다. 세포독성항암제 시스플라틴을 맞으면 NF-κB가 활성화되고 PD-L1이 발현되고 면역이 억제된다. 배아세포를 보호하는 역할을 하는 인자로서 NF-κB가 암세포도 보호하여 면역을 회피하게 한다. 이 경로가 발현되면 항암제에 듣지 않게 된다. p53 암억제유전자를 억제하여 세포자살을 억제하고 세포증식, 전이, 신생혈관을 촉진한다. 염증성 종양 환경은 NF-κB 경로를 활성화한다. COX-2 → PGE-2 → IL-6 경로는 염증 경로이고, 프로스타글란딘(PGE)이 많아지면 암세포가 면역을 회피하게 된다.

NF-κB가 발현되기 시작하면 다음과 같이 염증성 신호전달이 시작된다. NF-κB → YAP → COX-2 → PGE-2가 함께 활성화된다. 그러므로 다중표적으로 각각의 경로를 막는 천연물을 써야 한다. 삼중음성유방암의 67%가 EGFR이 발현되는데 이 성장인자가 발현되면 바로 NF-κB가 활성화되고 Lin28이 활성화되며 let-7이 억제된다. let-7이 억제되면 암세포의 분화를 억제하므로 암 줄기세포가 발현하게 된다.

암 치료의 핵심은 NF-κB의 활성을 억제하는 것이다. 억제하는 천연물은 강황, 알로에, 마늘, 현호색, 금은화, 대황, 우방자, 익모초, 삼백초, 청피, 권백, 선학초, 퀘르세틴, 설포라판, 레스베라트롤, 베타카로틴, 제니스테인 등이다.

NF-κB는 모든 염증 경로를 활성화해서 암 줄기세포를 만드는 신호전달을 일으킨다. Hedgehog, Wnt 경로가 활성화되면 CD44, Sox2가 활성화해서 암세포의 증식, 이동, 침윤, 생존과 암 재발에 관여하게 된다. 콜레스테롤이 높은 종양 환경은 Hedgehog를 활성화하고, 이 신호는 Bmi-1을 활성화한다. 이것은 암 줄기세포분화 유전자를 억제하고 Rb(세포주기 억제유전자), p53의 작동을 멈추게 한다. 콜레스테롤 생성 억제에는 천연물 황련, 호장, 대황, 알로에, 오수유를 통해서 지질뗏목을 차단할 수 있다. 모든 신호전달은 상호작용하므로 한 개의 표적을 막아서는 암 줄기세포의 성장을 억제할 수 없다.

17

콩은 호르몬양성유방암에 섭취해도 되나요?

호르몬양성유방암의 알파, 베타수용체

에스트로겐 호르몬은 알파와 베타 두 가지 수용체에 작용한다. 호르몬양성유방암은 에스트로겐 수용체 중 알파수용체에 작용하는 암이다. 이 수용체가 암의 성장과 전이에 관여한다. 에스트로겐 알파수용체는 유방, 자궁 조직에 분포하고, 에스트로겐 베타수용체는 폐, 뼈, 방광, 전립선, 중추신경계, 심혈관 등에 작용한다. 에스트로겐 베타수용체가 활성화되면 도리어 암의 성장과 전이를 억제하게 되고 세포자살을 일으킨다. **에스트로겐 베타수용체가 활성화되면 암환자의 생존율이 올라가고 알파수용체는 생존율을 떨어지게 한다.**

에스트로겐 알파수용체는 합성 호르몬이나 환경호르몬처럼 여성

호르몬 유사 호르몬이 작용해서 암을 일으키는 것이다. 환자들은 식물성 에스트로겐이 많이 함유된 콩, 석류, 아로니아, 아마씨 등을 섭취하는 것을 두려워한다. 식물성 에스트로겐이 작용하는 수용체는 바로 에스트로겐 베타수용체이다. 콩에 들어있는 이소플라본, 제니스테인 성분은 암의 성장과 전이를 억제하는 역할을 한다. 콩 섭취량이 많을수록 유방암의 발생을 억제한다는 연구 결과가 있다. 2019년 중국에서 발표된 논문에서는 콩(제니스테인)을 10mg씩 섭취를 늘릴 때마다 유방암 발병률이 3% 낮아진다고 한다.

호르몬양성유방암 환자는 타목시펜, 졸라덱스의 항호르몬 효과로 여성호르몬이 급격히 감소된다. 이런 경우 젊은 40대여도, 여성호르몬 수치는 80대 수준이 되는 것이다. 갑자기 얼굴에 열이 오르고, 빈뇨, 절박뇨, 관절 통증, 수면 장애, 가슴 답답함의 증상을 호소하게 된다. 항호르몬제(타목시펜)는 보통 5~10년을 처방하는데, 여성호르몬을 몸에서 완전히 차단하는 것은 폐경과 급격한 신체적 변화로 우울감과 통증들로 긴 시간 고통을 받게 된다. 식물성 여성호르몬을 보충하는 것이 좋다. 적극적으로 콩, 베리류, 아마씨, 석류, 알로에를 섭취하는 것을 권장한다.

천연물 제제로는 갈근(제니스테인)과 레스베라트롤이 들어있는 알로에, 퀘르세틴(양파)을 섭취하는 것이 좋다. 유방암 양성환자인 나는 겨울에는 검정콩을 즉석 두유기로 20분 만에 아침마다 만들어 마신다. 타목시펜을 3년 반 복용했지만, 여러 부작용이 없이 건강을 유지하고 있는 비결 중 하나이다. 여름에는 서리태로 만든 무농약, 무첨가 두유를 사서 마시고 있다. 상담하는 환자들도 가장 많이 물어보는 질문이 콩의 섭취, 베리류에 관한 것이었다. 나는 1포에 아로니아 120알 농축된 액을 물에 타서 매일 마시고 있다.

제니스테인의 역할

에스트로겐 베타수용체는 암의 증식, 전이, 침윤을 억제하고 콜레스테롤 합성을 억제한다. 이 에스트로겐 베타수용체가 정상 유방암에는 활성화되어 있는데 삼중음성유방암에서는 이 수용체가 소멸되어 있다. 콩, 갈근, 알로에, 레스베라트롤 등의 천연물을 쓰면 삼중음성유방암에서 에스트로겐의 베타수용체에 작용함으로 암을 억제한다. 에스트로겐 베타수용체는 줄기세포에서 분화 유전자를 억제하는 PRC1/2 유전자를 억제하는 역할을 한다. 삼중음성유방암에서 에스트로겐 베타수용체 활성화로 PRC1/2를 억제하면 삼중음성유방암이 분화가 일어난다. 분화가 일어난 삼중음성유방암은 호르몬 양성으로 분화되어 타목시펜에 듣게 된다.

유방암뿐 아니라 에스트로겐 베타수용체의 활성이 암의 진행과 성장의 억제에 중요한 기전이다. VEGF의 혈관신생을 억제하는 역할도

한다. 콩의 제니스테인이 강력한 혈관신생 억제제로 작용한다. 삼중음성유방암을 일으키는 브라카 유전자 돌연변이를 막는 것도 제니스테인이 역할을 한다. 말기암과 전이암에 있어서 배아 유전자의 발현을 억제하고, 암세포를 정상세포로 분화하여 체세포로 발현하는데 천연물이 효과가 있다.

대표적인 천연물이 제니스테인(콩, 갈근), 레스베라트롤(알로에, 대황), 베타카로틴(당근), 퀘르세틴(양파), 설포라판(브로콜리)이다. 아마씨의 리그난도 타목시펜과 병용 시 항암효과가 상승한다. 제니스테인은 티로신키나아제를 억제하여 세포 신호전달을 차단하고 암의 증식을 억제한다. 또한 세포주기의 G2/M기에 작용하여 세포분열을 억제한다. 제니스테인은 콩에도 들어있고, 갈근에도 함유되어 있다. 제니스테인은 호르몬양성유방암뿐만 아니라 전립선암의 발현을 억제하는 것으로 보고되었다.

미국 치요마루 박사는 mRNA151을 억제하여 전립선암의 성장을 억제하는데 제니스테인이 미치는 영향을 연구했다. 표적 유전자 발현을 억제해서 전이를 막는다는 것을 보고했다. 제니스테인이 보충제로서 전립선암의 전이 예방을 위해 쓸 수 있다고 결론을 내린 것이다. 호르몬 암인 유방암과 전립선암에 제니스테인(콩과 갈근)을 보조제로 쓰면 항암, 방사 효과를 올릴 수 있다. 항호르몬제 복용으로 인한 각종 부작용도 억제할 수 있어서 환자의 삶의 질을 높인다.

제스니테인의 혈관신생 억제 효과도 독일의 포치스 교수에 의해 확인되었다. 1993년 일본의 콩을 먹는 사람의 소변에서 강력한 항암효과가 있는 제니스테인을 발견했다. 또한 신경모세포종, 횡문근육종, 망막모세포종의 성장을 직접적으로 차단함을 밝혔다. 제니스테인은 몸에서 합성되지 않으므로 반드시 식품으로 섭취해야 하고, 몸에서 흡수되고 소변으로 배출되는 항암성분이다. 제니스테인을 섭취하는 식단을 유지하면 혈관신생 억제 효과로 몸의 방어체계가 균형을 잡게 된다. 대표적인 혈관신생 억제제인 아바스틴은 암을 억제할 수는 있으나 예방할 수는 없다.

지질뗏목의 이해

모든 암의 성장인자는 세포막의 지질뗏목을 통해서 신호를 전달한다. 삼중음성유방암과 암 줄기세포는 지질뗏목을 통해 유전자 합성과 증식을 한다. 지질뗏목의 구성물질이 콜레스테롤인데 이를 억제하면 지질뗏목을 와해시켜서 성장인자가 핵으로 전달하는 것을 막을 수 있다.

다음 그림에서 ❶부분이 일반적인 세포막의 인지질 이중층 부분이다. 성장인자 수용체와 세포막의 개폐를 통해 신호전달 단백질이 수송되는 부분 전체(❷~❽)를 지질뗏목이라고 부른다. 세포막에서 콜레스테롤과 포화지질로 이루어져서 크기가 크고, 뭉쳐서 떠다니는 것처럼 보

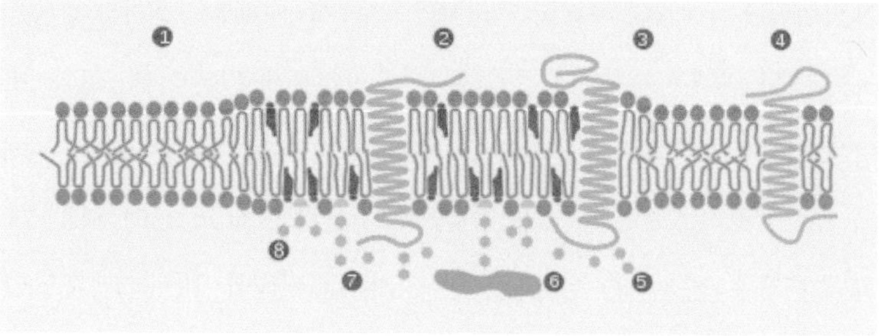

여서 '지질뗏목'이라고 부르고 신호전달이 이루어진다. 최근 이 구조가 과학계의 연구로 주목받고 있다.

지스트(GIST) 남정석 교수는 지질뗏목이 정상세포보다는 암세포에 더 존재하며, 신호 경로를 활성화해 암세포가 죽지 않고 계속 살아남을 수 있도록 돕는다는 것을 발견했다. 연구팀은 암 세포막에 지질뗏목의 수가 많을수록 암세포가 암 줄기세포의 성질을 얻는다고 한다. 이 지질뗏목을 표적으로 하는 새로운 치료전략을 찾아냈다고 발표했다.

국립암센터 김용연 선임연구원은 "사람의 자궁경부암 세포막에서 콜레스테롤을 빼내면 지질뗏목이 줄거나 파괴돼 세포가 죽는다. 지질뗏목이 많을수록 이런 현상이 더 잘 일어난다"라고 설명했다.

에스트로겐 베타수용체는 바로 세포막의 콜레스테롤 합성을 억제함으로써 지질뗏목을 와해하고 암 억제 효과를 줄 수 있는 것이다. 삼중음성유방암 환자는 제일 먼저 콜레스테롤 합성을 저해하는 스타틴제제와 식물성호르몬 제제를 병행함으로 치료 효율을 높일 수 있다. 정기적으로 혈액검사를 하여 콜레스테롤 수치를 관리해야 한다. 말기암 환자일수록 혈액검사 수치의 변화를 세밀히 관찰해야 한다.

나의 아빠는 2022년 9월 말 항암 6차로 항암치료를 마감했다. 11월 초의 혈액검사를 보면 다시 백혈구는 6.4, 호중구 57.9, 임파구 29.8, 소변 ph 7.0으로 80세 노인의 혈액검사로 보기에는 너무나 좋은 결과를 보였다.

암의 활성도를 볼 수 있는 Alk.phos 수치 87, LD 수치가 390으로 정상범위의 중앙값에 있었다. 항암을 끝낸 두 달 동안 입맛도 돌아오고 식사량이 늘었다. 혈당 수치가 125, 중성지방(TG) 수치가 239로 높아 있었다. 바로 아빠에게 과일량을 절반 이상으로 줄이고 식후에 30분 걷도록 처방을 내렸다. 아직 남아있는 암세포에게 어떤 먹이도 주지 않겠다는 처방이다.

혈당과 중성지방, 콜레스테롤 수치가 정상보다 올라가지 않도록 노력해야 한다. 식이요법과 운동으로 해결되지 않으면 당뇨약과 고지혈약을 처방받아 복용할 수 있다. 천연물 처방으로는 메폴민(당뇨약)보다 황련을 사용하면 혈당과 콜레스테롤 대사를 억제할 수 있다.

18

암세포가 암 줄기세포로 변하는 환경은?

계속된 항암으로 다핵거대암세포가 만들어진다

항암제의 효과는 어느 정도 지속될 수 있을까? 비소세포폐암에 세포독성항암제는 20~40% 효과가 있고 생존율은 3~6개월 연장한다고 보고된다. 암세포의 성장을 억제하여 생존을 연장하는 것이다. 2000년 이후 분자생물학의 발달로 등장한 표적치료제와 신생혈관 억제제 역시 암세포의 성장을 억제해서 생존을 연장한다. 간암 4기에 넥사바는 평균 반응률은 40%이고 생존율은 2.8개월을 연장한다. 신생혈관 억제제인 아바스틴은 난소암에서 투여 후 12개월까지 억제 효과가 유지된다고 발표되었다. 세포독성항암제와 병용한 경우, 효과가 15% 더 상승한 것으로 보고된다. 생존을 12개월 연장하는 것이 엄청난 과제가 되어 있는 것이 말기암 치료의 현실이다.

2000년 이후에 등장한 학문이 후성유전학인데, 유전자 발현을 조절해서 암세포를 정상세포로 변화시키는 새로운 개념이 등장했다. 분화가 되지 않은 세포가 암세포인데 이런 암세포를 다시 분화시키는 요법을 '재분화요법(Reprogramming control theraphy)'이라고 부른다. 체세포의 손상을 최소한으로 하고 암이 생기는 환경을 조절함으로써 암을 치료하는 것이다. 현재 많은 논문이 실험으로 증명하고 있다. 암세포의 2~5%가 암 줄기세포로 구성된다. 일반적인 암세포는 항암제로 65% 정도 없앨 수 있다. 하지만 남아 있는 5%의 암 줄기세포와 다핵거대암세포(Polyploid giant cancer cell)는 항암제에 내성을 보이고, 이것이 휴면기에 있다가 증식하면서 재발, 전이가 일어난다.

하나의 세포가 다수의 핵을 가지고 있는 세포를 다핵세포라고 한다. 세포분열이 완료되지 않으므로 다핵 상태가 되는 것이다. 2장의 세포주기 부분을 보면 하나의 세포에서 2개의 딸세포가 생성되는데 G1, S, G2, M기를 거쳐 분열한다. 세포독성항암제인 독소루비신은 G2기, 탁솔은 M기에서 방추사 분열하는 시기를 억제한다. G2 시기에 분열을 억제하면 분열되지 못한 세포가 S기에 쌓이게 된다. 둘로 나누어져야 하는 세포들이 나눠지 못하고 크기가 커진 채 누적되는데 이것이 다핵거대암세포가 되는 것이다. 탁솔이나 독소루비신이 처리하지 못하는 암세포들이 누적되어 크기가 커지고, 그 암세포의 중심부는 혈관으로부터 멀어지므로 저산소 구역이 발생된다.

저산소 구역의 암세포는 산소대사를 하지 않고 발효대사를 하는 암 에너지대사로 전환이 되게 한다. 정상세포조차 암세포로 변하게 되는 종양 주변 환경이 조성된다. 다핵거대암세포는 유방암, 난소암, 결장암, 흑색종, 폐암, 췌장암, 요도암, 전립선암에서 발견된다. 항암제에 강한 내성을 가지고 공격적이고 급성으로 자라나서 예후가 좋지 않다. 다핵거대암세포가 발현된 2005~2018년에 111명의 환자를 조사한 결과 37%가 평균 8개월 만에 사망하는 것으로 보고했다. 세포독성항암제를 쓸 때, 단독 요법보다는 천연물 제제 특히 레스베라트롤, 퀘르세틴, 커큐민, 에모딘, 황련(베르베린)을 같이 투여하면 다핵거대암세포의 발현을 억제할 수 있고, 생존율을 올리고 항암제 내성을 줄일 수 있다.

암과 염증지표 이해하기

암은 '치료되지 않은 상처'라고 표현하기도 한다. 상처가 나면 손상을 복구하기 위해 사이토카인이 분비되고 염증 반응으로 발현되는 신호가 COX-2이다. 이 신호전달은 배아 때 발현되는 신호이기도 하다. 배아 때 발현되는 COX-2는 염증과 상관없이 발현하는데 배아줄기세포 발현 신호인 Wnt, Hedgehog, Notch 경로를 활성화한다. COX-2는 PGE-2(Prostaglandin E2)를 활성화하고, 이것은 EGFR을 활성화하여 줄기세포 유전자를 발현하게 된다. PGE-2의 억제에는 아스피린과 비스테로이드성 진통제(쎄레콕시브)가 쓰인다. 천연물로는 황금(우고닌), 유근피를 쓰면 신장 기능손상 부작용을 막고 억제할 수 있다.

염증은 혈액검사 CRP 수치로 전신 염증도를 볼 수 있고, 생존 예후를 보는 지표로 사용된다. 높은 CRP 수치는 암, 기타 질환의 사망 위험도와 관계가 있는데, CRP 지수가 10배 증가하면 사망률은 약 3배 증가한다. 폐경 이후에 감염증 없이 백혈구 수치의 증가는 잠재적인 암 발생의 징후로 볼 수 있다. 단핵구의 증가도 하나의 경고 신호로 볼 수 있다. 호중구 대비 림프구비율(NLR)도 염증을 볼 수 있는 지표이고, 암 재발 위험성을 예측할 수 있다. 백혈구는 종양의 지시를 받아 VEGF(혈관내피성장인자), IL(인터루킨)과 같은 성장인자를 방출한다. 표준치료 후 혈액 속에 돌아다니는 암세포는 염증과 복구반응 관련 인터루킨 때문에 암 원발부로 다시 모여들 수가 있다.

자궁경부암에서 높은 COX-2 수치를 보이는 환자의 5년 생존율이 35%인데, COX-2가 낮은 환자의 5년 생존율은 75%였다. 또한 에스트로겐과 유사하게 작용하는 살충제, 제초제, 화학비료는 체내에 흡수되면 유사 에스트로겐으로 작용한다. 이것은 제노바이오틱스(Xenobiotics)라고 부르는데, 이런 유사 여성호르몬이 COX-2 활성을 올린다. 여성은 식이요법과 환경오염물질의 접촉을 최소한으로 해야 여성호르몬 관련 암에서 자유로울 수 있다. HER-2 수용체 신호를 차단하면 COX-2의 활성이 낮아진다. PGE-2는 지방세포에서 에스트로겐의 합성을 활성화하므로 호르몬 양성유방암 환자는 특히 염증과 체내 피하지방에 유의해야 한다.

또한 COX-2는 galectin3를 분비하는데, 코로나바이러스에 감염이 되어도 galectin3가 분비된다. 이 경로는 모든 암의 재발·전이를 담당하는 YAP 경로를 활성화한다. 암의 재발과 전이를 억제하기 위해서는 YAP 경로의 억제가 관건이다. 천연물로는 청피, 진피의 Apigenin 성분이 이 경로를 억제한다. 암세포는 지방산 산화를 통해서 림프절 전이를 하고 지방산을 에너지원으로 사용한다. 그러므로 염증을 일으키는 체내 환경을 없애야 한다. 오메가-6(옥수수기름 등의 식용유)와 아라키돈산이 풍부한 음식(예를 들면, 고기, 유제품, 가금류)을 제한해야 한다. 이런 음식의 섭취는 세포막과 기질 조직을 뻣뻣하게 하여 세포를 악성 표현형으로 변화시킨다.

암의 전이

성인의 몸에서는 1일 500~1,000개의 암세포가 생성된다. 일본 고바야시 박사의 연구는 무증상 성인의 1,000명 중 1명 만이 암이 없다고 한다. 검진자의 70.6%는 전암 단계의 세포가 있고, 25%는 증상발현 전 단계의 암이었다. 5%는 암 무게가 1g 이상이지만 진단이 내려지지 않은 상태였다. 1g의 종양에서 암세포가 300~400만 개가 피부가 벗겨지듯이 떨어져나온다. 대부분은 림프관이나 혈관에 떠돌아다니다가 면역세포의 표적이 되어 사멸한다. 외과적 치료를 통해 암세포를 건드리면 종종 폭발적으로 성장하거나 전이가 된다.

수술을 통해서 1~2%의 확률로 암세포 파종(Cell seeding)이 일어나고 세침 검사를 통해서 감시림프절 전이가 1.53배 증가한다. 이런 전이 위험을 감소하기 위해서 조직검사, 수술 전과 수술 후 2달까지 오메가3와 폴리페놀, 녹차(EGCG)를 섭취하는 것을 추천한다. 전이된 암세포는 매우 공격적이고 빠르게 성장하며 약물내성을 보인다. 일부는 더 악성 형질인 '암 줄기세포' 특성을 가지게 된다. 상피세포였던 암세포가 세포부착 단백질 E-cadherin이 없어지면서 전이를 할 준비를 한다. 세포 접착이 느슨해지면서 장방형의 상피세포는 뾰족한 모양의 간엽세포 모양으로 변화되어 혈관을 뚫고 들어가게 된다.

이 과정을 상피간엽전환(EMT)이라고 한다. 이 과정을 통해 폭발적으로 암 줄기세포가 늘어나게 된다. 상피간엽전환은 STAT3 신호를 활성화하여 뼈로 전이를 하게 한다.

또한 전이를 억제하기 위해서는 혈당을 조절해야 한다. 높은 혈당은 역시 YAP 경로를 활성화한다. 항암제 투여 시 혈당 수치가 정상치보다 올라가므로 혈액검사를 통해서 혈당 수치를 관찰해야 한다. 혈당을 낮추는 처방약으로 메폴민(다이아벡스)을 쓸 수 있다. 천연물로는 황금, 저령이 혈당을 낮추고 YAP 활성을 억제한다. YAP를 분해하고 STAT3 신호를 억제하여 뼈전이를 억제하는 대표적인 천연물은 두충, 후박, 자근, 레스베라트롤, 강황(커큐민)이다.

전이에 관여하는 신호는 대표적으로 TGF-ß이다. 이 신호 역시 뼈와 폐 전이를 촉진하고 배아 시그널인 Wnt, Hedgehog, Notch를 활성화하여 암 줄기세포를 증식한다. 이 신호를 차단하기 위해서는 폐암에 금은화, 위암에 녹즙, 파슬리, 간암에 청피, 진피를 사용한다. 항암제를 쓰면서 이런 천연물과 병행하면 전이를 막고, 암 줄기세포 발현을 효과적으로 억제한다. 뼈의 전이는 방사성 동위원소를 통한 뼈 스캔으로 검사하고, 간 전이는 혈청 LDH 효소의 상승으로 알 수 있다. 폐와 뇌 전이는 CT 검사를 통해 검사한다.

암환자 사례 ❼

30세 여성, 삼중음성유방암 1기

미혼이고, 어머니가 호르몬양성유방암으로 5년 전 돌아가신 가족력이 있다.
본인의 암 유형에 대한 이해가 있었고, 1기지만 방심하지 않고 항암치료 전 상담을 왔다.
비타민D 11.6(정상 수치 30~50)으로 젊지만 수치가 낮았고, 소변 pH 6으로 몸이 산성 상태였다.
식습관은 야식, 음주, 인스턴트와 커피 위주였다.

유기농 동결 가루, 케일, 신선초를 섭취하고 보충제 요법을 항암 전 시작했다.
병원에서는 면역항암제 키트루다를 권하는데, 한 번에 500만 원에 달하는 금액을 부담스러워했다.
삼중음성유방암은 딱 맞는 항암제가 없으므로 키트루다를 권했다.
환자에게 세포독성항암제를 하면서 키트루다를 3회 정도 투여 후 반응을 보고 중단 여부를 결정하라고 했다.
미혼이므로 항암 전 난자 냉동을 먼저 하느라 항암이 늦춰졌다.
항암을 무조건 빨리하는 것보다는 몸을 만드는 것이 중요하다고 알려주었다.
목표는 삼중음성유방암의 뿌리까지 뽑는 요법을 써서 절대 재발하지 않는 몸을 만드는 것으로 제시했다.

5장

최신 연구가 밝히는
천연물의 효능

19 세계의 통합 치료 현실

통합의학(Integrative medicine)의 추세

통합종양학은 중국의 중의학, 일본의 캄포(한방), 천연물약초 요법, 인도의 아유르베다 의학 등을 연구함으로 시작되었다. 미국의 엠디앤더슨 암센터, 메모리얼 슬로안 캐터링 암센터, 하버드 다나파버 암센터의 통합의학팀이 미국 국립암연구소(NCI)의 지원으로 연구를 수행하고 있다. 현재까지의 통합종양의 연구와 근거는 aboutherbs, CIMER, natural standard 등의 웹사이트에서 확인할 수 있다. natural standard는 광범위한 자료를 수집하여 약효의 근거, 수준, 등급을 발표했다. 명확한 동물실험과 이론의 지지가 있으면 A 등급(강력한 과학적 근거)으로 A부터 F 등급까지 구분해놓았다.

식물에서 유래하는 치료약물의 가능성이 점점 의료계의 관심을 받고 있다. 2000년부터 2006년까지 26가지의 식물유래 약물이 개발되었고, 대표적인 항암제 탁솔, 빈카 알카로이드도 식물에서 개발되었다. 한국의 한방 종양학 연구는 항암 본초의 한방적 효능뿐만 아니라 분자생물학적 기전의 효과를 입증하는 논문이 최근 10년간 급증하고 있다. 1990년대의 임상 논문이 9편이었던 반면, 2010년까지의 임상 논문은 92편으로 증가했다. 세계적인 암 연구 방향은 천연물을 찾아내고, 암의 성장 신호나 수용체를 결합하는 표적치료제를 만드는 것이다.

세계적인 추세는 암환자가 병원에서의 수술, 항암, 방사선 치료에만 의존하는 것은 아니다. 미국, 중국, 일본은 한방 본초를 적극적으로 사용하여 치료하는 통합요법을 시행하고 있다. 암환자의 30~87%가 영양 장애로 진단받고 면역력 저하로 인해 부작용이나 죽음에 이를 수 있다. 표준치료 외에 영양 장애를 개선할 보충제를 꼭 병행해야 한다. 또한 표준치료 시 나타나는 부작용을 낮추는데도 생약제제를 사용하는 것이 치료 효과를 높인다. 이 책에서 제시하는 통합의학 치료는 한방 본초를 넘어서 천연물 제제(약효가 밝혀진 식물)를 사용하는 것까지를 포함한다. 항암효과가 있다고 밝혀진 식물은 현재 2,000종류에 달하고 있다.

예를 들면 생강, 마늘, 버섯, 강황, 오수유, 알로에, 양파, 포도씨, 구기자, 오미자, 귤껍질에 항암 성분이 풍부하다. 이런 천연물은 굳이 한방적 약제가 아니고 식품으로써 접할 수 있는 것이다. 우리 가까이에 있는 식물이 분자 기전으로 입증된 항암 식물이다. 식품으로도 섭취하고 이런 천연물 제제를 통해서 항암치료율을 올릴 수 있다.

이 책 1장에서 제시한 80세의 폐암 4기 치료법은 식사는 항암 식품으로 영양을 채우고, 15가지의 보충제로 부족한 영양소를 꼼꼼히 채워주었다. 그리고 암 줄기세포를 제어하는 천연물 제제를 20가지 이상 사용하여 암의 억제에 성공했다. 호장근, 청호, 반지련, 후박, 황련, 단삼, 금은화, 알로에, 황금, 청피 등을 달여서 마심으로써 부작용은 거의 없이 암세포가 줄어들었다.

암 치료의 관건은 면역력을 올리는 것이다. 표준치료를 진행하면서 정상세포의 손상, 골수 기능억제 등의 부작용으로 면역기능이 떨어진다. 손상된 면역체계의 회복을 위해 쓰는 것이 천연물, 보충제 그리고 한약 제제이다. 지금은 미국, 중국, 일본 등에서 양방과 천연물 요법을 병행하므로 치료율을 올리고 있다. 예를 들면 황기는 종양에 대항하는 자연 살해세포를 활성화한다. 십전대보탕을 종양 유발 쥐에게 복용시키니 신경교종의 억제와 생존율이 증가했다. 2016년 기준으로 미국의 45개 암병원에서 88.9%의 환자에게 통합 암 치료를 실시하고 있다.

중국의 중서(中西) 결합 처방의 효과

중국은 수천 년에 달하는 중의 방제의 경험 누적과 나라의 정책으로 인해 암 분자 기전에 따른 암 치료 논문이 다양하고 연구가 활발하다. 중국은 중의사도 모든 의학적 검사를 근거로 해서 양약과 중약을 함께 처방한다. 중의 병원에서는 CT, 각종 혈액검사를 근거로 하여 중약을 처방하고 검사 결과를 통해서 약효를 확인하고 있다. 중약 처방은 단순히 항암 부작용 경감을 위해서만 쓰는 것이 아니라 암의 소멸을 목표로 처방한다. 우리나라와 일본의 처방보다 더 강한 약성, 독성이 있는 약재를 사용할 수 있을 정도로 처방에 내공이 있다.

폐암의 증상인 기침, 객담, 흉수, 복통을 다루는데 중국의 현재 병원에서 처방하는 방제를 소개해보겠다. 기침을 억제하는데 상국음을 처방한다. 인후통이 있는 환자는 은교산을 추가한다. 소화기 증상을 갖는 기침에는 삼황사심탕을 쓴다. 흉수가 생기면 소청룡탕, 십조탕, 택칠탕의 처방을 쓰는데, 소청룡탕은 기침으로 누울 수 없는 환자에게 쓴다. 십조탕에 쓰는 완화, 감수, 대극이라는 약재는 상당히 독성이 있으나, 흉수를 말리는데 탁월하다. 갈비뼈 밑에 물이 흐르고 기침으로 통증이 있는 환자에게는 대함흉탕을 처방한다. 대황, 망초, 감수가 대함흉탕의 주 처방이다.

4기 비소세포폐암 315건의 사례를 조사한 결과, 말기암 생존율이 통합 치료를 한 환자 33.7%(106건)가 표준치료만 받은 환자보다 높았다. 처방 사례를 보면, 67세 여성 결장암 환자는 방사 치료 후 흉수가 생겼다. 택칠탕 2개월 복용 후 흉수가 소멸했다. 택칠탕은 〈금궤요략〉 처방으로 반하, 자상, 택칠, 생강, 백전, 감초, 황금, 인삼, 계피를 쓴다. 이 처방에서 택칠의 양은 30g에 달한다. 86세 남성 폐암 환자에게는 임파 전이, 흉수, 기침, 숨참, 복부에 가스가 차는 증상에 혈부축어탕의 가감방을 썼다. 3개월 후 원발암이 축소되고 임파 전이가 줄어들었다.

수술, 방사, 항암 후 소화기계의 부작용은 다양한 방제로 다스리고 있다. 복부팽만, 식욕감퇴, 오심, 구토, 변비, 설사, 위가 부은 증상들이 완화된다. 대표 처방은 향사육군자탕, 향사양위환, 삼령백칠산, 보중익기탕이다. 위는 부었으나 통증이 없는 경우는 반하사심탕을 사용한다. 설사하는 경우는 생강사심탕, 구내염과 약물 과민 반응에는 감초사심탕으로 다스린다. 항암 후 기력이 소진되고 정신적 우울감이 나타나는데 이런 증상을 '울증'으로 본다. 사군자탕, 당귀보혈탕, 십전대보탕, 산조인탕, 육미지황탕, 금궤신기환이 사용된다.

일본의 한방 사용

가까운 일본은 한의사제도가 없기에 2001년부터 모든 의과대학에서 한의학을 가르치고 있다. 전체 의사의 83%가 한약을 처방하고 있고 양방과 한방을 통합하여 활용하고 있다. 2000년부터 148개 처방을 급여로 사용하고 있다. 암의 부작용을 억제하는 보조요법으로 한약을 사용한다. 양의의 표준치료를 최대한 발휘할 수 있게 돕는 역할로써 한

약 과립제를 쓰고 있다. 일본에서는 한약 제제 약가가 1일 평균 1,000원으로 아주 저렴하기에 환자에게 경제적 부담을 덜어준다. 한 가지 처방으로 다양한 증상의 부작용을 막을 수 있다는 장점이 있기에 표준치료에 병행하고 있다.

항암제 옥살리플라틴의 말초신경장애에 인삼양영탕이 신경세포 장애를 개선하는 것을 마키노 토시아키 교수 팀이 실험으로 밝혔다. 혈소판 감소에는 가미귀비탕을 쓰고, 빈혈, 불면, 정신불안 증상도 완화할 수 있다. 파클리탁셀로 인한 관절 통증, 말초신경장애, 암성통증에는 우차신기환을 쓴다. 이 방제의 지황, 산약, 산수유는 신(腎)을 보충하고, 부자는 체온을 올려주는 역할을 한다. 작약감초탕도 파클리탁셀로 인한 관절 통증에 쓴다. 우리나라 약국에서도 과립제로 위의 방제를 구입할 수 있다. 통증에 무조건 타이레놀이나 비스테로이드성 진통제만 선택하지 않고 신체의 기혈수의 균형을 맞추게 하는 한방 과립제도 이제 암환자의 선택지가 되어야 한다.

표준치료 후 기력 보충을 위해서 십전대보탕을 쓴다. 전신권태, 빈혈, 호중구 감소, 식욕부진, 암 악액질에도 처방하고 있다. 70세 전립선 암환자가 도세탁셀로 호중구 감소 시 십전대보탕을 약 14일간 투여 후 전신 권태감이 개선되었다. 암환자의 피로감은 항암치료 시 암세포가 파괴되면서 염증성 사이토카인이 분비되며 악화된다. 암은 진행되면서 열이 나게 하고 염증 수치(CRP 수치)를 급격히 오르게 한다. 염증성 사이토카

수술 후에 사용하는 한약

수술 후 전반적인 회복	보중익기탕, 십전대보탕, 인삼양영탕
수술 후 상처 통증 대책	작약감초탕
수술 후 섬망	억간산
수술 후 간기능 장애	인진호탕

(출처: 한약 암 치료)

인이 암환자의 체력을 소모하게 하는 원인이다. 한방에서는 피로감의 상태를 '기허'라고 보고 보중익기탕을 투여한다. 일본에서의 연구는 보중익기탕 투여군에서 피로감이 개선되었음을 보고했다.

환자들은 변비를 심하게 겪기도 한다. 토끼똥처럼 보거나 완전히 굳어서 건조한 변은 마자인환을 처방하고, 장폐색이 된 경우에는 대건중탕을 쓴다. 입마름과 식욕부진을 동반한 기침, 가래가 지속되면 맥문동탕으로 다스릴 수 있다. 항암제 시스플라틴으로 인한 오심, 구토, 식욕부진에는 육군자탕을 쓴다. 시스플라틴 요법 6일째 이후의 식욕부진에 쓰고, 다음 항암 주사를 맞기 전까지 쓸 수 있다.

구내염을 잘 일으키는 항암제는 독소루비신이다. 심각한 구내염에 가글 처방과 함께 대표적으로 쓰는 것이 반하사심탕이다. 일본에서는 반하사심탕을 미지근한 물에 타서 가글을 한 후 삼키게 한다. 또 다른 방법은 과립제를 물에 개어서 면봉으로 구내염 부위에 꿀과 함께 도포하기도 한다. 여기에 소개하는 방제는 우리나라 약국에서도 다 구할 수 있는 처방으로 안내했다.

20

알칼로이드, 폴리페놀의 효능

식물의 알칼로이드는 외부 침입에 대한 방어물질이며 약간의 독성을 가지고 있다. 열매의 껍질이나 뿌리에 존재하며 과하지 않으면 유익한 약리작용을 한다. 현재 250여 종류의 알칼로이드가 알려져 있다.

식물의 성분과 구조를 통해서 알칼로이드, 폴리페놀, 플라보노이드로 분류한다. 이 성분이 항암제의 역할을 할 수 있는 사실이 천연물 연구를 통해서 밝혀지고 있다. 이런 천연물을 항암치료에 포함함으로써 치료 효율은 높이고 부작용은 줄여서 생존율을 올릴 수 있다. 대표적으로 황금의 우고닌, 황련의 베르베린, 고삼의 마트린, 청피의 에피제닌 등이 있다.

황금(Wogonin)

미국 예일대학교의 쳉 영치 교수 연구진이 1800년 동안 중국에서 처방된 PHY906(황금탕)으로 항암치료 부작용을 개선하는 연구 결과를 발표했다. 항암치료로 분열 속도가 빠른 정상세포의 손상으로 인해 탈모, 위장관 세포사멸을 일으킨다. 이로 인한 중증 설사를 제어하는데 황금탕을 쓸 수 있다. 황금, 백작약, 대추, 감초 등 4가지 약재로 구성되어 있다. 간암, 췌장암, 대장암 환자의 항암제 효능은 줄이지 않고 세포 보호작용을 하는 것으로 나타났다. 또한 소라페닙을 투여받는 환자에 투여하여 5년 생존율을 3~4개월 연장하는 의미 있는 결과도 발표되었다.

4기 간암 환자의 5년 생존율은 14% 정도이고 항암제의 효과는 5~7개월 정도이다. 소라페닙(상품명 넥사바)은 간암, 신장세포암, 갑상선암에 쓰고 대표적인 부작용으로는 피부 발진, 설사, 오심, 피로, 통증, 고혈압, 출혈의 위험 등이 있다. 소라페닙과 PHY906을 병행 투여한 실험군에서 종양의 크기가 줄어들고, 유지되는 것을 보고했다. 이리노테칸과 PHY906을 4일 병행 투여 후에 생존율이 크게 향상되는 것으로 나타났다. PHY906은 세포자살(아포토시스)을 일으키며, 종양 주변 환경의 염증을 줄이는 것으로 관찰되었다. 황금탕은 미국에서 사용되는 대표적인 종양 통합요법이고, 치료의 하나로 받아들여지고 있다.

황금의 핵심 성분인 wogonin은 대표적으로 염증 경로를 억제하는 효과가 있다. 염증이 생기면 COX-2 경로가 작동하고, PGE-2가 분비된다. 이런 경로는 면역을 억제하여 암이 생기는 기전이다. 이런 기전을 막는 것이 황금의 역할이다. 정상혈당은 배아세포 4세포기에 발현되는 YAP 경로를 억제하지만, 높은 혈당은 YAP 경로를 활성화한다. YAP는 AMPK 경로를 억제해서 당 대사를 발효대사로 전환한다. 황금은 세포의 에너지대사를 조절하는 인자인 AMPK를 활성화한다.

활성화된 AMPK는 간에서 포도당 합성을 억제하여 혈당을 저하한다. 높은 혈당을 일으키는 IGF-1 성장인자는 PI3K → AKT → m-TORC1 경로를 활성화해서 지방산을 합성하고 세포분열과 증식을 일으키고 신생혈관을 만든다. AMPK는 m-TORC1을 제어하는 역할을 하여 단백질과 지방산의 합성을 막고 암세포의 증식을 억제한다. 황금과 황련을 병용했을 때 항암 효능을 높이고 혈당 상승 억제와 항바이러스, 항염증 효과가 상승한다고 보고된다. 황금은 인슐린 감수성을 높이고, 간의 포도당 신생합성 억제 효과로 혈당을 저하한다. 또한 세포주기를 차단해서 암세포의 성장을 억제한다.

황련(Berberin)

황련이 들어간 대표적인 방제는 황련해독탕이 있다. 황금, 황련, 황백, 치자의 처방으로 한방에서는 고혈압에 쓰고 혈중의 열을 끄고 습을 제거하는 효능이 있다. 황련의 베르베린은 청열제이면서 LDL콜레스테롤을 낮추는 효능이 밝혀져 있다. 황련해독탕은 고혈압뿐만 아니라, 총콜레스테롤과 중성지방도 낮춘다고 발표되었다. 황련이 들어간 방제로 고지혈증 환자 34명을 실험한 결과 8주 후에 중성지방이 213에서 157로 감소한 국내 연구진의 보고가 있었다. 총콜레스테롤은 200, 중성지방은 180 이상인 수치는 고지혈증인 상태가 된다.

암환자도 특히 이 수치를 관리해야 하는데 천연물 황련이 지질 관리에 효과가 좋다. 황련은 혈당 조절이 뛰어나며 대사증후군 치료에 도움이 된다.

해외의 논문은 알칼로이드 베르베린이 다양한 암에서 효과가 있다고 보고한다.

첫째, 세포주기를 조절하여 암의 증식을 억제한다.

둘째, p53 암억제유전자를 활성화하여 암세포와 변이세포의 세포사멸을 촉진한다.

셋째, 자가포식 기능을 상승하고 약물내성을 줄이고 AMPK를 활성화한다. 에너지대사를 조절하여 당 흡수를 낮춰서 혈당 수치를 내려준다.

넷째, 암세포의 침투와 전이를 억제한다. 암 줄기세포 발현 신호전달을 막는다. 대표적으로 EGFR, COX-2, PGE-2, STAT3 경로를 차단하고, 염증 신호전달을 억제한다.

다섯째, PD-1, PDL-1의 발현을 억제하여 면역조절을 하는 것으로 밝혀져 있다.

TGF-ß는 분화억제 유전자인 ID1을 활성화하여 폐와 뇌 전이를 촉진한다. TGF-ß가 활성화되면 항암제에 내성이 생긴다. 황련이 ID1을 분해하고 암 줄기세포의 대표 경로인 YAP도 분해한다. 커큐민(아출)도 YAP를 분해한다. 전이암에 황련이 아주 효과적이다.

여섯째, 유방암 항호르몬제인 타목시펜, 아로마타제 억제제와 병용 시 항종양 효과가 상승한다. 유방암 세포의 증식을 촉진하는 EGFR, HER-2, Bcl-2, COX-2의 발현을 억제한다. 고지혈증약(Lovastatin)과 병용 시 항종양 효과의 상승도 보고되었다.

황련은 식욕억제, 오심, 구토 부작용에도 쓰인다. 황련에는 아연 함량이 높아서 구리의 장내 흡수를 억제하여 암세포의 전이를 막는 작용도 발표되었다. PI3K → AKT → mTOR 경로, NF-κB, VEGF 경로를 억제함으로 암의 증식, 전이를 막는다.

고삼(Matrine)

고삼은 떠오르는 항암 천연물로 주목받고 있다. 암세포의 세포사멸을 저해하는 Bcl-2를 억제하고 아포토시스를 하게 한다. STAT3, wnt/β-catenin의 경로를 막아서 세포증식을 억제한다. IGF-1, PI3K/AKT/mTOR/NF-κB를 조절하여 p53의 기능을 활성화하고 세포자살을 촉진한다. VEGF, MMP2, MMP9와 Vimentin의 암세포 전이 기능 억제를 한다. 암의 60%가 EGFR이 발현되는데 고삼이 억제함으로 항암제 효능을 올린다. 오수유, 황련, 고량강, 고삼을 함께 쓰면 서로 상승 작용을 일으켜 효과적으로 TGF-ß를 억제하여 PD-L1 발현을 낮춘다.

고삼은 HDL콜레스테롤 농도를 증가시키고 AMPK 활성화를 통해 혈당과 혈중 지질 지수를 감소하게 한다. 혈관 평활근을 이완하여 혈류와 혈압 개선도 돕고, 만성 혈관 염증인 죽상 경화증을 개선하는 것으로 본다. 고삼은 말기암 환자의 혈전으로 인한 부작용을 감소시키고 혈류를 개선하여 항혈전 효과가 있다. 항암 중 백혈구 감소와 오심 증상, 신경병성 통증에도 쓰인다. PGE-2, IL-8의 염증 관련 인자를 조절하여 상처를 치유하는 항염증 효과가 입증되었다.

청피(Apigenine)와 진피(Naringenine)

청피(아피제닌)는 야채, 과일과 생약에 함유된 플라보노이드이다. 다양한 생리활성기능이 있고 독성은 적다. 항산화, 항염증, 항바이러스 작용을 하며 혈압을 낮춘다. 최근의 연구 결과로 아피제닌의 항암효과가 알려지고 세포사멸, 암세포의 전이, 침윤과 면역 자극에 대해서 보고되었다. PI3K/AKT, MAPK/ERK, JAK/STAT, NF-κB와 Wnt/β-catenin 경로를 억제하고, 항암제와 복합요법으로 투여할 때 항암제의 부작용은 낮추고 항암 효능을 올리는 것으로 알려졌다.

줄기세포 표지자인 CD133을 가진 비소세포폐암에 아피제닌을 투여했을 때, p53을 억제하는 암 줄기세포에 대한 항암력이 증가하는 것으로 보고했다. 암 줄기세포가 발현된 전립선암에 대한 보고도 있다. CD44+발현 전립선암에 시스플라티닌 항암제와 아피제닌 병용 48시간 후 시스플라티닌의 Bcl-2를 억제하여 세포 사멸기능이 상승했다. 삼중음성유방암에 메폴민(당뇨약), 독소루비신(항암제), 나린제닌을 병용한 연구에서 세포독성 효과와 암의 무게, 크기가 독소루비신 단독 투여보다 유의미하게 상승했다.

암환자 사례 ❽

50대 여성, 두경부암 4기

2022년 1월 왼쪽 턱에 9cm, 수술, 항암, 방사선 치료.
2022년 5월 오른쪽 턱에 5cm, 수술, 항암, 방사선 치료.
2022년 6월 목에 1.5cm 암이 생김, 수술 안 하고 항암, 방사선 치료 진행.
키 168cm, 몸무게가 줄면서 43kg이 되었다.

2022년 6월부터 천연물 통합요법을 시작했다. 몸무게가 50kg으로 상승하고 기운이 생겼다. 혈액 수치가 회복되고 11월 CT에서 목의 암이 사라졌다.

6개월 만에 3군데로 암이 자라면 수술, 항암으로는 암의 증식속도를 따라잡을 수 없다.
TERT, NOTCH, TP53, KMT2A 변이가 발견되었다.
NOTCH 변이는 바로 배아세포 때 발현되는 신호이고, 이것이 암세포에서 발현되었다는 것은 암 줄기세포가 만들어졌다는 의미다.
위 4가지 변이는 현재 표적항암제가 없다. 병원에서는 일반적인 세포독성항암제와 키트루다 면역항암제를 처방했으나 효과가 없었던 것이다.

21

대표 천연물 복합물

BRM270

BRM270은 국내에서 제주대학 정동기 교수와 BRM연구소 박양호 실장의 합작 연구로 만든 세계 최초 암 줄기세포를 제어하는 7가지 천연물 조합이다. 삼백초, 청피, 알로에, 자근, 쇠비름, 하고초, 황금으로 구성되어 있다. 이 복합물은 기존의 한방 방제와 차이점이 있다. 동의보감에 있는 기존 한방과 차별화되는 점은 분자생물학적 기전에 근거하여 암세포의 표적을 정확하게 제어하게 설계되었다는 것이다.

2018년 〈Cell Death & Disease〉지에 항암 시 폐선암의 mRNA 조절을 통한 암 줄기세포의 유지와 억제에 관한 내용이 실렸다.

폐선암 중 EGFR에 발현이 되어 게피니티브와 파클리탁셀 항암 병용요법에 있어서 Oct3/4, Sox2, C-myc, Bmi-1, Musashi-1을 제어하여 암 줄기세포 발현을 억제했다는 연구이다. 항암제 내성이 생긴 비소세포폐암의 치료에서 BRM270과 통합 치료(Combination theraphy)가 효과적이라는 결론이다. 국내에서는 삼백초, 황금 등의 천연추출물로 폐암과 골육종에 대한 천연 항암제 조성으로 특허를 받았다. 항암제와 방사선 치료가 거의 효과가 없는 암이 골육종이고 100% 암 줄기세포로 이루어진 암이다. BRM270의 주요 기전은 암 줄기세포 증식을 촉진하는 단백질 Lin28을 억제하고 Let-7이라는 mRNA를 활성화하는 기전이다. Let-7은 암 줄기세포를 정상세포로 분화시키는 역할을 한다.

고려대 김형기 교수는 뇌종양이 있는 쥐에 BRM270 투여 시 21일 만에 종양이 줄어드는 것을 관찰했다. BRM270은 암 줄기세포의 대표적인 성장인자의 신호 Oct3/4, Sox2, C-myc, Bmi-1, Musashi-1을 억제한다고 발표했다. Musashi의 발현도가 높으면 암 줄기세포가 높아지고 암세포의 분화가 억제된다. 분화가 억제된다는 것은 암 줄기세포의 성질로 돌아갔다는 것이다. 세포독성항암제에 살아남거나 휴면상태로 있는 암 줄기세포를 처리하여 암의 재발과 전이를 효과적으로 억제한다. 또한 miRNA128을 활성화하여 암세포의 아포토시스를 유도한다. p53을 활성화하고, Bcl-2를 억제하여 암세포 주기에 작용하여 아포토시스를 하게 한다. 난소암에서는 줄기세포 전사인자인 Sox2를 억제하여 암세포의 사멸을 유도하는 것으로 보고되었다.

췌장암에서 항암제가 듣지 않고 내성이 생기고 종양표지자 CD44

를 발현하는 경우, BRM270 투여 후의 여러 실험 결과가 발표되었다. BRM 50μg/ml의 양을 투여하고 48시간 후 관찰하니 암세포의 아포토시스가 일어났다. CD133, SALL4, Oct4, Sox2, Nanog 같은 줄기세포 발현 인자와 전사인자를 억제하는 것으로 나타났다. BRM270을 5mg/1kg씩 5주 투여 후 관찰하니 암의 증식에 관여하는 Hedgehog 신호전달이 억제되었다. 또한 Shh/Gli1, MMP9, STAT3 경로들도 발현을 억제하여 암의 침윤과 전이를 막는 것으로 보고되었다.

AFNC(Anthocyanin Fucoidan Nano Complex)

AFNC는 아로니아와 다시마에서 추출한 후코이단을 나노 결합한 식물영양소이다. 아로니아 추출물에 안토시아닌, 퀘르세틴, 클로로겐산이 함유되어 있다. 다시마 추출물에는 후코이단과 필수아미노산, 글리코 영양소, 필수지방산, 필수 미네랄이 포함되어 있다. AFNC의 기전과 효능이 국제학술지(International Journal of Pharmaceutics)에 논문이 실렸고 미국 FDA의 OTC(Over-The-Counter)로 등록되어 있다. 국내에 면역증강제, 면역항암제 및 항암제 부작용 완화제로 특허를 취득했다.

암피로 증후군 개선 효과가 입증되어 있고, 항암제와 병용 시 사망률이 60% 감소하고 면역 강화력은 250%가 증가한다. 독성물질 억제 효과와 중금속에 의한 세포 유전자 보호작용이 있다.

암세포의 성장인자인 다양한 염증 물질의 생성을 강력하게 억제한다. 대장암 세포와 간암 세포에서 암세포의 억제 효과가 60~80% 나타나고 정상세포에는 독성이 거의 드러나지 않는다. 항암제인 독소루비신을 투여한 경우, 체중과 비장이 급격히 감소하는 반면 AFNC 투여군에서는 체중의 급격한 감소가 없고 신속하게 회복되는 효과가 확인되었다.

독소루비신 투여군에서 NK세포 수치가 1,000개에서 250개로 저하되었다. 독소루비신과 AFNC 병용 투여군은 NK세포가 정상으로 유지되었다. 상피간엽전환을 촉진하는 유전자 NF-κB를 강력하게 차단하여 암의 진행을 억제했다. AFNC는 항암제 투여 시 함께 복용했을 때, 4기 유방암, 두경부암, 비소세포폐암 환자에 투여했을 때 염증 수치인 CRP를 낮춰주어 항염증 효과를 확인했다. 백혈구의 수치를 조절하고, 면역능력이 상승하고 항암 부작용을 현저히 낮춰서 항암 시 체력이 유지되게 했다.

22 항암 부작용을 조절하는 천연물과 생약

수술 후 체력 저하, 전신 권태감

전신 권태감은 항암, 방사선, 수술과 암의 성장으로 영양불량 상태에서 나타나고, 항암 주기가 누적될 때마다 더욱 심해진다. 사이클로포스파미드, 도세탁셀, 시스플라틴은 전신 권태감, 심한 경우는 간 기능 이상을 일으킨다.

한방에서 전신 권태감의 대표 처방은 십전대보탕이 있다. 혈을 보충하는 사물탕+기를 보충하는 사군자탕+황기(보기작용)+계피(보양작용)의 10가지의 본초로 구성되어 있다. 이것을 기본으로 가감방을 쓸 수 있다. 전립선암 환자가 도세탁셀 항암제 치료 시 십전대보탕 투여 후 PSA 수치가 빠르게 정상으로 회복되는 것이 보고되었다.

항암치료 후 혈액검사는 3가지 수치가 대표적으로 감소한다. 백혈구, 적혈구, 혈소판이 항암제의 골수 억제 기능으로 급격히 감소하게 된다. 시스플라틴, 카보플라틴, 도세탁셀, 파클리탁셀, 독소루비신은 대표적으로 적혈구를 감소시킨다. 헤모글로빈 수치는 10~15가 정상인데 8 이하로 떨어지면 수혈이 필요하다. 빈혈은 혈허증으로 보고 당귀작약산, 십전대보탕, 귀비탕, 인삼양영탕이 처방된다. 호중구 감소도 가장 흔하게 나타나는 항암 증상이다. 감소가 심각하면 발열, 패혈증까지 올 수 있으므로 혈액 수치를 잘 관찰해야 한다.

호중구 수치가 1,500 이하로 떨어지면 항암 스케줄을 늦출 필요가 있다. 병원에서는 과립구집락자극인자(G-CSF)를 맞게 한다. 이런 경우에 보중익기탕이 쓰인다. 혈소판은 지혈 작용이 있으므로 혈소판 감소로 출혈이 일어날 수 있다. 암세포와 소화관 등 부위에서 출혈 위험이 증가할 수 있다. 혈소판 감소가 있는 경우는 가미귀비탕이 효과가 있다고 한다. 요로상피암에 젬시타빈, 시스플라틴으로 혈소판 감소가 일어난 경우, 가미귀비탕 투여로 유의미하게 혈소판 수치가 증가했다.

오심, 구토, 식욕부진

가장 흔하게 겪는 항암 부작용이 오심, 구토, 식욕부진이다. 항구토제를 처방받고 스테로이드제를 복용하여 어느 정도는 억제되지만,

대부분 환자는 식사에 어려움을 겪고 있다. 항암 요법 첫날부터 약 1주일 정도 지속된다. 오심, 구토에는 육군자탕이 효과가 있고, 목마름, 두통, 부종이 있는 경우는 오령산을 쓸 수 있다. 시스플라틴 투여군에 육군자탕 복용으로 식욕부진이 개선되었다. 식욕부진과 전신 권태감을 동반한 경우, 육군자탕은 1일 3회 식전 복용, 보중익기탕은 취침 전 복용을 하면 빠르게 회복할 수 있다. 인후에 이물감이 느껴지는 매핵기 증상인 경우는 반하후박탕을 투여한다. 위산 역류 증상이 있는 식욕부진은 복령음을 사용한다.

변비, 설사

항암제 투여 후 나타나는 장 상태는 설사이다. 설사를 유발하는 항암제는 아파티닙, 게피티닙(이레사), 세툭시맙(얼비툭스), 오시머티닙(타그리소) 등이다. 양방 처방으로 부스코판, 로페라마이드, 스멕타액 등을 복용하고, 한방 처방으로는 반하사심탕, 오령산을 쓸 수 있다. 시스플라틴 투여 비소세포폐암 환자 39사례 중 반하사심탕 투여군 18사례에서 설사가 유의미하게 줄어들었다는 보고가 있다. 작약이 들어있는 방제(작약감초탕, 계지가작약탕, 시호계지탕)는 위장 연동 기능을 억제한다. 복령이 들어있는 방제(오령산, 저령탕)는 수분을 조절하여 부종을 내린다. 인삼이 들어있는 방제(사군자탕, 육군자탕, 계비탕)는 위장기능을 조절한다.

변비를 유발하는 항암제는 파클리탁셀, 도세탁셀, 시스플라틴, 카보플라틴, 항구토제 등이다. 종양이 커져서 장관이 좁아진 경우, 장관 연동이 억제된 경우에 항암제 독성으로 변비가 생긴다. 수분 섭취와 야채 섭취를 늘리고 한방 처방은 고령 암환자에게 마자인환, 윤장탕을 처방한다. 마자인, 행인이 변을 부드럽게 하고 후박이 기를 순환해준다. 대건중탕은 건강, 산초, 인삼이 주 처방이다. 건강과 산초가 배를 따뜻하게 하고 연동운동을 촉진하는 것으로 유효성과 안정성이 보고되었다.

말초신경장애

관절 통증, 말초신경장애, 근육경련 등이 암환자가 많이 겪는 증상이고 병원에서는 비스테로이드성 진통제(NSAIDs)를 처방한다. 심한 신경장애성 통증에는 프레가발린(리리카) 등을 쓴다. 신경통인 경우는 가바펜틴 등의 약제를 쓰지만 간 기능 장애를 일으킬 수 있다.

환자는 주로 이런 증상을 호소한다.

"손발 끝이 먹먹하고 마비감이 있고 통증과 냉증이 심하다."

옥사플라틴으로 인한 말초신경장애는 주로 차가운 것을 만지면 통증을 느낀다. 탁셀 계통 약은 신경 통증을 유발한다. 말초신경장애는 양방으로 잡기가 힘든 증상이다. 항암이 끝나고 시간이 지나도 해결되지 않는 경우가 많다.

한방으로는 우차신기환이 통증과 마비 증상에 효과가 있다. 팔미지황환에 우슬, 차전자를 추가한 방제이다. 우차신기환을 파클리탁셀 항암제를 맞은 난소암 환자에 복용 시 말초신경 장애가 유의미하게 개선됨이 보고되었다. 탁셀 계열 약제의 말초신경장애로 인한 저림 증상과 통증에 효과가 있다. 냉감이 심하거나 전신 권태감이 심하면 다른 약제와 가감방을 쓰면 좋다. 보충제로는 엠에스엠을 병행하면 통증이 잘 잡힌다. 항암 후 면역력 저하로 대상포진에 걸리고 일어난 신경통에는 면역기능을 개선해야 한다. 대상포진 후의 신경통은 계지가출부탕 처방이 있다.

통증을 양약 처방으로만 견딘다면 위장 장애와 간 기능 장애 등의 다른 부작용이 나타난다. 적절하게 보충제와 한방 방제를 병행하면 해결할 수 있다. 항암제는 손톱 변화 및 착색, 발진, 수족 증후군을 일으킨다. 다중 키나아제 약물을 사용하면 손, 발바닥에 발적, 수포, 침식으로 통증이 생기고 걸어 다닐 수 없게 된다. 항 EGFR 약물은 투약 4주 후부터 여드름 모양 발진이 빈번하게 발생한다. 피부가 건조하고 피부 균열, 출혈 등이 생긴다. 탁셀 계열 약제는 손톱 변형, 피부 변색으로 까매진다. 여드름 모양의 발진에 형개연교탕, 손발 변색에는 계지복령환가의이인 처방을 사용할 수 있다. 일단 심한 피부병변이 발생하면 항암제 감량 및 중단을 고려해야 한다.

부종

대부분 부종은 혈중 알부민 농도가 낮아지고 세포 외로 수분이 이동하여 발생하고, 복수를 동반하거나 다리나 전신 부종이 나타난다. 눈꺼풀이 붓고 얼굴 모양이 변하거나 체중이 증가할 수 있다. 탁셀은 혈관 투과성 항진으로, 시스플라틴은 신장 장애로 부종이 발생하기도 한다. 보통 부종에는 이뇨제를 복용하고, 혈청 알부민이 낮은 경우는 알부민 제제를 주사한다. 하지 부종이 지속된 경우, 한방의 오령산 처방으로 도움을 받을 수 있다. 부종과 열이 동반한 경우는 응급실을 방문해야 하고, 부종이 있는 경우는 염분 섭취를 줄이는 대응을 한다.

기침

폐암의 종양이 커지면서 기침, 호흡억제, 숨참, 호흡곤란이 일어날 수 있다. 산소가 불충분한 경우는 병원을 방문해야 한다. 일반적인 메마른 기침에 맥문동탕, 목에 이물질이 걸린 듯한 증상은 반하후박탕을 쓴다. 가래가 있는 경우는 청폐탕이 잘 듣는다. 암환자의 호흡기 증상은 암의 진행 여부, 항암 방사 부작용 여부, 감기 여부에 따라 다르게 대응해야 한다. 항암제 부작용으로 간질성 폐렴이 발생할 수 있다. 관련 항암제는 젬시타빈, 제피니티브, 에베로리무스, 니볼루맙, 펨브롤리주맙, 아테졸리주맙 등이 있다. 이런 약제와 소시호탕의 병용은 금해야 한다.

소시호탕 병용 시 간질성 폐렴 발병률이 높아지는 것으로 보고되었다.

불면, 우울 증상

불면과 우울 증상은 암환자가 많이 겪는 증상이다. 방치할 경우, 식욕부진, 전신 권태감이 심해지므로 한방 방제로 다스리는 것이 좋다. 불면증의 대표 처방에는 가미귀비탕, 억간산, 산조인탕 등이 있다. 가미귀비탕의 실험사례는 대조군과 비교 시 30사례 중 15사례에서 증상 개선이 보고되었다.

송화가루도 불면과 심신 안정에 효과가 있다. 송화가루에 함유된 천연비타민 B1, B2, 비타민 E는 혈액을 확장하여 혈액순환을 돕고 두통 등에도 효과가 있다. 항암치료 중 잠들기가 힘들거나 자꾸 자다 깨면 송화환을 복용하면 도움이 된다.

암 악액질(Cachexia)

암이 급속도로 증식할 때 분비되는 사이토카인, 프로스타글란딘 등 생리활성 물질이 전신에 작용하여 신체를 소모하게 된다. 식사를 하는데도 살이 급격히 빠지는 증상이 나타난다. 근육량, 지방량이 낮아지고, 전신 권태감, 식욕부진, 빈혈, 혈청 알부민 저하가 나타난다. 이것을 복합적 대사

증후군 장애라고 본다. 암 악액질은 '경구 섭취량 감소와 대사 이상으로 인한 영양소의 이용이나 대사가 제대로 이루어지지 않는 영양불균형 상태'라고 정의한다. 암으로 인한 CRP 염증 수치가 상승하고 있을 때 암 악액질로 진행하기 쉽다.

5% 이상의 체중감소와 혈액 수치 변화는 암 악액질로 진행되었다고 볼 수 있다. 한방에서는 육군자탕, 보중익기탕, 십전대보탕, 인삼양영탕으로 다스릴 수 있다. 한방적으로 기허, 혈허인 상태가 지속된 것으로, 육군자탕은 식욕 증진과 항우울증까지 함께 돕는 것으로 보고된다. 피로감, 오심, 구토, 설사, 구내염, 전신 권태감에도 쓸 수 있다. 인삼, 감초, 창출, 복령, 대추, 생강이 기를 보충하고 위장 기능을 올린다. 반하, 진피는 위장 운동을 활성화하여 증상을 다스린다.

예후 영양지수(PNI, Prognostic Nutritional Index)

PNI가 40 이하이면 예후가 안 좋고 35 이하는 60일 이내 사망할 수 있다. 암환자의 영양 상태를 확인하는 지표이다. 계산하는 방법은 다음과 같다.

혈청 알부민 수 × 10+0.005 × TNC(총 림프구 수 = 백혈구에 대한 림프구의 비율)

폐암 4기 환자로 6번의 시스플라틴, 탁솔과 키트루다 조합의 항암 후 알부민과 림프구 수로 예후영양지수(PNI)를 계산해보겠다.

알부민 수 4.4, 총 림프구 29.8

$$4.4 \times 10 + 0.005 \times 29.8 = 44 + 0.149 = 44.149$$

수치가 40 이상이므로 영양 상태는 양호하다. 말기암 환자에게 알부민 수치와 림프구 수치가 중요한 것을 알 수 있다.

암환자와 운동

암의 종류가 무엇이든 운동을 하면 전이암 환자의 생존 기간이 20% 늘어난다. 말기암 환자는 운동이 힘이 들어서 아주 가벼운 산책을 하거나 집 안에서 움직여야 한다. 혈액 헤모글로빈 수치가 10 이하면 가벼운 스트레칭 정도가 가능하다. 혈소판 수가 50,000/ml이면 출혈 위험이 증가하므로 활동을 조심해야 한다. 백혈구 수가 3,000 이하라면 공공장소는 피해야 한다. 구역, 구토로 인한 전해질 불균형으로 어지럼과 균형 감각 이상이 생길 수 있다. 이럴 때는 걷기보다는 실내 자전거 타기가 안전하다. 심한 림프부종, 항암치료 받은 지 24시간 이내는 운동하지 않아야 한다.

우리 몸 안의 남아도는 지방은 림프계의 순환을 저해한다. 림프계는 노폐물이 쌓이고 배출하는 장소이다. 림프계의 배수 작용을 방해하는 것이 지방조직의 축적과 염증이다. 또한 림프계를 고장이 나게 하는 습관은 움직이지 않는 것이다. 환자라고 누워만 있어서는 안 된다. 아주 힘들어서 입원해야 하는 상황이 아니라면 적극적으로 신체 활동을 해야 한다. 앉아 있지 말고 매트를 깔고 제자리 걷기라도 해야 한다. 폼롤러로 마사지를 해주어 혈류의 흐름을 개선하고 림프액을 움직이게 하면 염증과 노폐물이 빠지고 해독된다. 암을 유발한 생쥐에게 매일 4~7km를 달리게 하자 암세포의 성장 속도가 60%까지 감소하는 것으로 관찰되었다.

암환자 사례 ⑨

48세 여성, 호르몬 양성 유방암 2기, 점액성 암, 림프 전이 다수

항암 완료 후 혈액 수치 콜레스테롤 272, 백혈구 4,300, 헤모글로빈 10.6이었다.
키 154cm, 95kg, 5년 전 자궁근종 수술, 무릎 통증, 탈모.
환자의 보충제 상담 전 몸 상태이다.

표준치료는 끝났지만 여전히 몸 상태는 만성피로이다.
과체중과 콜레스테롤이 높다는 것은 암이 생길 수 있는 환경적 요소이다.
탄수화물, 인스턴트 음식을 줄이고 보충제 복용으로 영양 불균형을 해소하는 처방을 내렸다.
다이어트를 항상 실패했으나 3개월 만에 13kg을 감량했다.
혈당이 치솟는 식사를 피하고 10가지 야채를 갈아서 먹는 식이요법으로 체질이 변화되었다.
만성 통증이 사라졌다는 것은 몸의 염증(COX-2가 억제됨)이 없어졌다는 의미다.

23

한방 생약의 효능

주요 한방 본초

암의 치료에 있어서 한방 본초에 대한 관심과 연구가 활발하다. 대표적으로 쓰이는 한방 생약의 암사멸 기전과 임상적으로 쓸 수 있는 암종을 소개한다.

❶ 반지련(Scutellaria barbata): Bcl-2 단백질을 조절하여 세포사멸을 유도하고 항암효과를 내고 유방암, 간암, 대장암에 쓸 수 있다.

❷ 청호(Artemisia annua): 갑상선 암세포의 증식을 억제하고 폐암 세포에서 세포사멸 유도를 한다. 위장 장애가 있는 경우에는 사용하지 않는다. 간암, 갑상선암, 폐암에 사용한다.

❸ 구기자(Lycium barbarum): 면역증진, 간 보호 효과와 에스트

로겐 양성 유방암세포를 억제한다. 독소루비신의 심장독성을 줄이고 방사선 부작용을 감소시킨다.

❹ 시호(Bupleuri radix): 주요 성분인 saikosaponin은 항염증 작용을 하고 T 림프구 기능을 조절한다. c-myc, p53 발현을 증가하고, 텔로머레이즈 활성을 차단하여 세포사멸을 하게 한다. 간암, 유방암에 주로 사용한다.

❺ 음양곽(Epimedii herba): 주요 성분인 Icariin이 전이성 암세포를 억제하고 면역조절, 항암 작용을 한다. 호르몬 관련 종양은 음양곽이 에스트로겐 효과가 있으므로 신중히 쓴다.

❻ 황기(Astragalus membranaceus): 종양의 성장을 제어하고 신생혈관 억제 작용이 있다. 시스플라틴과 병행하였을 때 항암효과가 증가했다. 림프구의 반응을 올리고 사포닌 성분은 NK세포의 활동을 증가시킨다. 항암제의 간 손상에 대해 간 보호 효과가 있다. 당귀와 병용했을 때 유전자 발현을 조절하여 신장을 보호한다.

❼ 황금(Scutellaria baicalensis): 항암제 독소루비신의 심장독성을 줄이고 baicalin 성분은 항염, 항균 작용이 있다. 황련해독탕의 방제로 항암 부작용인 구내염, 구강 건조증에 쓸 수 있다.

❽ 대황(Rheum palmatum): 방사선 치료의 독성을 낮춰주고 폐 기능을 올린다. emodin 성분이 항염증 작용을 하고 세포주기 억제 작용이 있다.

❾ 황련(Coptis chinensis): berberin 성분이 간암 세포의 성장을 억제하고 세포주기를 차단한다.

❿ 강황(Curcuma longa): 독소루비신과 병용 시 유방암세포의 세포사멸을 촉진하고, 전립선암에서는 PSA 수치를 낮춘다. 췌장암에서는 NF-κB가 억제되고, 세포주기, STAT3 경로를 차단한다.

분자생물학 표적과 항암 생약과 천연물

생약 본초의 항암 작용이 분자생물학적 기전으로 입증되었다. 다음과 같은 본초가 항암 중에 투여 시 중앙 생존값을 비교한 결과, 한약 처치군의 생존 기간이 18개월, 무처치군이 9개월로 나타났다.

❶ 염증성 사이토카인

TNF-α: 강황, 목향, 아출, 금은화, 현호색, 황련, 우방자, 익모초, 어성초

IL-4,6,8: 강황, 아출, 삼릉, 금은화, 익모초, 현호색, 상황버섯, 목향

❷ 암 줄기세포 신호 발현

NF-κB: 강황, 유향, 알로에, 마늘, 목향, 현호색, 인삼, 금은화, 대황, 우방자, 익모초, 삼백초, 청피, 권백, 선학초, 퀘르세틴, 설포라판, 레스베라트롤, 베타카로틴, 제니스테인, 황금

COX-2: 강황, 유향, 황금, 현호색, 뇌공등, 금은화, 대황, 어성초, 부처손, 유근피, 청피

STAT3: 후박, 레스베라트롤, 청피, 자근, 선학초, 오배자, 대황, 두충, 산조인, 비파엽, 알로에, 호장근, 양재근, 녹차, 황련, 황금, 금은화

❸ 침윤, 전이

MMPS: 강황, 유향, 알로에, 대황, 뇌공등

❹ 단백질 키나아제

AKT: 강황, 반지련, 건칠, 패장, 인삼, 대황

MAPK: 강황, 목향, 황금, 현호색, 금은화, 대황, 우방자, 황련

❺ 세포사멸

Bcl-2: 강황, 반지련, 단삼, 패장, 금은화, 황련, 대황, 동충하초, 백화사설초, 어성초, 고삼

Caspases: 알로에, 황기, 뇌공등, 금은화, 황련, 대황, 부처손, 반지련

❻ 성장인자

EGFR: 강황, 후박, 자근, 녹황색 야채, 차전자, 길경, 한방기, 황금, 고삼

TGF-ß: 강황, 황련, 단삼

VEGF: 강황, 뇌공등, 대황, 고시풀, 견우자, 사상자

HER-2: 알로에, 호장근, 대황

❼ 수용체

Androgen receptor: 강황, 알로에

Estrogen receptor: 제니스테인, 알로에, 호장근

❽ 세포분열 주기

p53: 강황, 황금, 단삼, 패장, 상황버섯, 오수유, 청피, 황련

Cyclin D: 강황, 유향, 뇌공등, 황련, 대황, 우방자

6장

전이암, 말기암 환자의 관리

24

항암과 영양요법을 병행하라

왜 영양요법인가?

현대인의 환경은 중금속에 노출되어 있고, 독소를 해독하는 시스템이 망가지므로 DNA의 변이가 일어난다. DNA가 변이된 세포는 자체적으로 아포토시스 작용을 통해 처리한다. 몸의 방어체계의 한계를 넘어선 변이의 누적은 정상세포가 암세포로 변이된다. 세포분열의 실수가 누적되고 p53 유전자(암억제유전자)가 잠자는 동안 암세포는 증식한다. 이러한 암세포를 처리하기 위한 항암, 방사, 수술 요법은 또 다른 스트레스로 정상세포에 독성 환경을 조성하게 된다. 표준치료 시의 부작용과 독성을 줄이면서 치료받을 방법을 찾는 것이 치유의 지름길이다.

표준치료를 받으면서 영양요법을 병행해야 하는가?

이것이 논쟁이 되는 질문이다. 나도 처음에는 병원에서 아무것도 먹지 말라는 주문과 인터넷에 떠도는 정보들의 혼란을 겪었다. 결국 올바른 정보를 접하는 것이 치유의 지름길이 된다.

항암, 방사가 말기암에 효과가 있는가? 그렇다. 하지만 계속 효과가 있지는 않다고 본다. 어느 정도 효과가 있는 기간이 지나면 내성이 생긴다. 영원히 항암제를 맞을 수는 없다. 말기암을 억제하는 정확한 방법이 없기에 어쩔 수 없는 선택으로 항암제를 쓰는 경우가 대부분이다.

그러면 어떤 선택을 해야 하는가?

자연치유를 위해 산으로 가거나 요양병원으로 들어가야 하는가?

어떤 사람에게는 이런 방법을 통해서 치유를 얻은 경우가 있다. 하지만 모든 사람에게 적용될 수는 없다. 우리는 검증이 가능한 방법들로 치유에 접근해야 한다.

그렇다면 영양요법(식이요법과 천연물)은 항암, 방사선 치료를 방해하는 것인가?

자신 있게 말할 수 있다. 그렇지 않다. 호르몬양성유방암 환자에게 오메가3를 상담하는데, 8가지 씨앗 성분에 달맞이꽃 종자유가 들어있었다. 이 성분 때문에 오메가3를 복용하지 않겠다고 했다. 타목시펜과 병행했을 때 전혀 다른 수용체에 작용하는 달맞이꽃 종자유이다. 식물성호르몬에 대한 이해가 부족하여 좋은 보충제를 선택하지 못한 것이다.

타목시펜에 대한 맹신이 보충제 섭취를 망설이게 한다. 호르몬양성유방암에 타목시펜이 환자에게 유의미한 효과는 3~5년이다. 나는 타목시펜의 부작용은 스스로 충분히 겪을 만큼 겪었다. 영양요법을 하지 않고 지난 4년을 지냈다면 유방암 재발은 어찌하여 타목시펜으로 막았겠지만, 할머니처럼 변한 몸으로 인해 다른 수많은 고통과 직면하고 있을 것이다. 관절 통증, 녹내장, 중성지방 수치 상승, 변비, 수면 장애, 가슴 답답함 등이 내가 겪었던 부작용이다. 지금은 영양요법으로 이 부작용을 해결했다. 타목시펜을 10년 처방 받았지만 3년 반을 복용 후 끊었다. 복용으로 얻는 이점보다 잃는 것이 크다고 보았다. 타목시펜만 의지하지 않고 암의 재발을 막는 방법들을 알기 때문에 가능한 것이다.

영양요법의 이점

캐나다 맥길 암센터 암종양 의사 118명에게 본인이 암환자가 된다면 "화학요법제를 투여할 것인가?"에 대한 설문조사를 했다. 놀라운 대답은 75%는 받지 않는다는 것이고, 81%는 절대 시스플라틴을 맞지 않겠다고 했다. 물론 본인은 비소세포폐암 환자에게 항암을 권한다고 답했다. 아이러니하지만 이것이 암 전문가의 진짜 속마음이다.

나는 전면적으로 항암을 부정하지 않는다. 먼저 항암제로 암의 큰 덩어리를 최대한 줄여야 한다. 또 가능하면 수술로 암을 제거하면 좋다. 하지만 말기암인 경우는 수술할 수 없는 상황이 더 많을 것이다. 항암치료를 하면서 적절한 영양요법으로 체력을 유지하면서 암을 줄이는 작전이 중요하다.

암환자의 22~67%가 영양 결핍과 영양실조로 인해 죽음에 이른다. 암 치료를 할 때 식사하지 못할 단계까지 항암을 하는 것은 바람직하지 않다. 악액질 상태까지 가지 않아야 한다. 정상적인 식사를 해도 포도당 대사에 이상이 생겨서 젖산이 배출되고 암의 성장에만 모든 에너지가 쓰이게 된다. 종양이 영양분을 다 써버려서 체중이 급격히 감소한다. 말기암 환자는 암 발견 당시 5~10kg의 체중이 빠지게 된다. 암이 급격히 자란다는 뜻이다. 암으로 영양이 가지 않는 식단을 해야 하는 이유이다. 항암 중에 5kg 이상 체중이 빠지는 것을 방치하면 안 된다. 적극적인 영양요법을 써야 한다.

일본 의사 사겐 이시주쿠는 정제되지 않은 동양 음식으로 자신의 암을 치유했다. 그가 주장한 음식은 매크로바이오틱스(Macrobiotics)라고 부른다. 대표적인 식단의 특징은 지방이 적고, 채소 섭취를 통한 섬유질이 많다. 이 식단은 산성 체질을 약알칼리성으로 바꾸게 한다. 콩, 해초 등 천연물에서 강력한 항암물질을 쓴다. 해조류를 통해 갑상선 기능을 올린다. 이것은 한국인의 전통 식단과 비슷하다. 말기암 환자는 한국인의 식단, 잡곡밥, 된장국, 나물류, 해조류, 각종 찜 요리를 섭취하면 아주 훌륭하게 영양을 공급받을 수 있다. 현대의 암환자는 이러한 식단에서 벗어나 서양식 식단을 따르면서 생긴 생활습관병이라고 할 수 있다.

영양요법은 영양실조를 막고, 면역계를 자극하고, 암세포에게 식량을 주지 않는다. 항암제와 방사선 요법으로 인한 독, 부작용이 감소한다. 영양공급을 충분히 받는 환자는 항암제를 잘 견뎌내는 것으로 관찰된다.

내게 상담을 받은 환자들은 항암 중 여러 보충제 최소 5가지를 썼을 때 호중구와 림프구 수치가 유지되고 급격히 떨어지지 않았다. 표준치료가 끝난 후에도 떨어진 혈액 수치들의 회복력이 좋고 정상 생활로 복귀가 빨랐다. 무엇보다도 암 재발률이 떨어졌다. 나에게 상담한 4기 환자 몇 명은 1~2년 전에 1기 환자였다. 단기에 재발한 이유는 표준치료를 간단히 하면서 영양요법, 식이요법에 대한 중요성을 인식하지 못했기 때문이다. 이 부분을 등한시한 결과 1~2년 사이에 암이 재발하게 되는 것이다.

마법의 탄환은 있을까?

나의 몸의 환경을 바꿈으로써 유전자 스위치를 끄고 켤 수 있다는 것이 최신의 후성유전학 이론이다. 암의 시작과 끝의 주도권이 놀랍게도 나에게 있다는 것이다. 암 치료가 쉬울 수도 또는 어려울 수도 있다. 내가 정확한 치료에 대한 지식을 가지고 암을 정확하게 타깃으로 하는 영양요법을 쓴다면 치료가 빠를 것이다. 만약 아무것도 하지 않는다면 아무리 훌륭한 의사도 나를 고칠 수 없다는 뜻이다.

상피내암 0기 환자의 문자를 받았다. 상피내암 0기이지만 크기는 0.5cm이고, 수술 전이라 병기가 커질 것에 대한 두려움이 있었다. 그 환자는 약사였고, 원인도 잘 알고 있었다. 여러 좋은 보충제를 복용하고 있었다. 그러나 식단을 바꾸는 것에 있어서는 아직도 결단이 서지 않아 보였다. 인스턴트와 고기에 길들어진 입맛을 고치기가 힘들고 커피도 끊기 힘들다는 하소연을 늘어놓았다. 냉정하게 말하면 0기이기 때문에 아직도 식단이 어렵다는 말을 할 수 있는 것이다. 말기암 환자라면 고민할 시간이 없다. 기존의 식단을 고수한다면 결국 삶을 선택하지 않고 다른 길을 선택한 것으로 볼 수밖에 없다. 나에게 상담을 해온 환자들은 '무슨 영양보충제를 이렇게 복용하면 바로 낫습니다.'라는 말을 원한다. 종양학 교과서에 나와 있지만 암 치료에 있어서 '마법의 탄환'은 없다.

암이 오는 이유는 수백 가지이고 또한 내 몸에 생긴 질병의 종합적인 결과물이다. 사람마다 체질과 질병 상태가 각기 다 다르다. 저 사람이 이렇게 해서 나았으니 나도 그 사람을 따라 하면 치료될 거라는 생각은 완전한 착각이다. 무슨 버섯을 끓여 먹어 나은 사람도 있고, 녹즙을 하루 2리터 마셔서 나은 사람도 있다. 내가 제시하는 치유의 방법은 '이전과 다른 식생활과 생활 습관을 하라.'이다. 커피를 마셨으면 커피를 끊고, 술, 담배를 했다면 이것을 끊는 것부터가 치료의 시작이다. 이전 습관을 버리지 않고, 영양만 준다고 해결되지 않는다. 식습관을 완전히 바꾼 환자에게 영양요법을 했을 때 가장 효과가 좋았다.

유방암 3기 40대 환자는 키 154cm에 몸무게가 94kg이고 식습관도 당연히 좋지 않았다. 이 환자는 나의 식이요법 안내에 따라 너무나 충실히 따라주었다. 표준치료가 끝나고 야채식을 하니 3개월 만에 13kg이 감량되었고, 혈액 수치가 이상적인 수치로 변화되었다. 높았던 혈당도 콜레스테롤 수치도 낮아졌다. 무엇보다도 지독한 만성피로로 우울하고 정상 생활이 힘들었는데 피로감이 사라지고 활력이 생겼다.

0기이든 3기이든 4기이든 기수가 중요한 것이 아니다. 치료의 원칙에 따라서 결단하고 변화한다면 삶의 문은 언제나 우리에게 열려있다. 말기암 환자는 그 결단을 빠르고 정확하게 실행해야 한다.

25

암의 먹이를 없애라

세 번째 재발암이 사라지다

건강한 삶을 위해서 매일 50가지의 필수 영양소와 식품을 통한 수백 가지 영양소가 필요하다. 암환자는 여러 원인에 의해서 영양불균형 또는 결핍 상태에 이른다. 식이요법과 영양소 보충을 함께 해주면 치료에 상승효과가 일어난다. 또한 혈중의 포도당 농도를 다스려야 암의 먹이를 줄이므로 성장이 억제된다.

미국인은 평균 1년에 1인당 약 64kg의 설탕을 섭취한다고 한다. 한국인의 1일 설탕 섭취량은 100g이 넘는다. 1년에 약 36kg에 달한다. 놀랍지 않은가? 설탕은 과당을 포함해서 음료수와 가공식품에 많이 들어있다. 아무 생각 없이 과당과 시럽이 들어간 커피류, 주스류를 마시면 설탕 섭취량은 나도 모르는 사이 초과하게 된다.

과도한 당의 섭취는 호르몬 체계의 교란을 일으킨다. 2장에도 언급했듯이 세포 표면에 포도당 수송체가 암세포에 5~8배 많다. 우리가 먹는 당분은 일차적으로 암세포로 가는 것이다. 적극적으로 암의 먹이를 끊는 환경을 만들어야 한다. 암환자의 식이 첫 번째는 설탕, 단 음식, 가공 음식을 끊는 것이다. 단 음식을 일시적으로 끊어야 하는 것이 아니라, 완전히 없애는 식이 습관이 자리를 잡게 한다. 과일도 소량씩 섭취한다. 과일에 좋은 유효성분이 많지만, 말기암 환자가 과일로 끼니를 때우거나 배부르게 섭취해서는 안 된다.

4기 두경부암 환자를 상담하면서 어떻게 식사하는지를 물었다. 50대 여자 환자로 1년 안에 2번의 수술과 3번째 재발로 목 쪽에 생긴 암에 방사선을 쪼이느라 식사를 제대로 할 수 없는 상태였다. 1월에 왼쪽 턱뼈에 9cm, 5월에 오른쪽 턱으로 5cm가 생겨나서 수술했다. 6월에 목에 1.5cm가 다시 자라났다. 전형적인 암 줄기세포의 성질을 띠고 있었고, 항암제, 방사선 치료를 하지만 빠르게 자라는 암을 억제하지 못했다. 얼굴 쪽의 치료로 말하기도 힘든 상태가 지속되었고 식이는 주로 망고, 복숭아 같은 과일로만 식사를 하고 있었다. 식사로는 영양을 채울 수 없는 상태였고, 167cm에 몸무게가 50kg에서 43kg까지 빠져있었다.

목에 받는 방사선 치료로 입안에서는 피가 나오고 목구멍은 좁아져서 액체만 삼킬 수 있는 상태였다. 방사선 치료를 일단 중단하고 영양소를 채우고 몸무게를 올리는 방법을 선택했다. 유기농 동결 가루(녹색 야채)를 물에 타서 마시게 했다. 단 과일 섭취를 중단하고 퀴노아 단백질을 보충하고 7가지 보충제와 천연물을 썼다. 8가지 씨앗으로 된 액상 오메가, 베타글루칸, 후코이단, 미량 미네랄(망간, 셀레늄, 아연, 효모 등), 커큐민, 비타민D, 액상 칼슘과 천연물 7가지 성분을 복용했다.

한 달 만에 몸무게는 50kg으로 회복되었고, 무엇보다도 이전에 없던 원기가 회복되었다. 기력이 없어서 중단한 방사선 치료를 완료할 수 있었고, 영양요법 4개월 만에 세 번째 재발암은 사라졌다. 만약에 이 환자가 병원의 표준치료를 기력이 없는 상태에서 계속 받았다면 어떤 결과가 나왔을까 생각해보라. 나는 이 책에 쓴 암의 성질과 암 줄기세포에 대한 내용을 환자에게 이해시켰다. 지금 상태는 병원의 표준치료만으로는 극복될 수 없음을 이해하게 되었다. 식이요법과 보충제와 천연물 복용의 의미에 대해서 이해하고 실행했을 때 몸은 아주 빠른 속도로 회복되었다.

눈이 먼 면역계를 깨우라

암환자는 계속된 항암치료와 방사 치료로 인해 백혈구 수치가 2,000 아래로 떨어지고, 알부민 수치도 내려간다. 콜레스테롤 수치도 100 아래로 떨어져 있다면 영양불균형, 영양실조 상태로 볼 수 있다. 영양실조가 단순히 칼로리가 부족한 상태나 탄수화물, 단백질, 지방이 결핍된 것이 아니다. 우리 몸에 필요한 미량 미네랄이 부족하고 균형이 깨져있어서 체내에 필요한 신진대사가 정상으로 작동하지 않는 상태이다. 표준치료 시 적극적으로 본인에 맞는 영양요법과 보충제 요법을 병행하면 치료 효과를 높일 수 있다.

암환자의 면역계는 '암'을 적으로 인식하는 눈이 멀어있는 상태거나 작동이 멈춰있다. 저하된 면역계를 제대로 작동하게 해야 암을 내쫓을 수 있다. 2, 3장에 언급한 암 줄기세포는 엄마의 자궁 속에 있는 배아세포의 성장 기전과 비슷하게 작동한다. 자궁 속의 배아세포는 엄마의 면역체계와 충돌을 일으킬 수 있다. 이때 엄마의 면역계는 태아를 보호하기 위해 아빠의 유전자를 가진 배아세포를 적으로 여기지 않게 된다. 배아세포에서 분비되는 HCG 같은 호르몬을 분비하여 보호하고 면역 체크포인트인 PD-1이 발현된다. PD-1이 작동하면 면역세포는 적을 인식하는 기능을 정지한다. 이것을 면역편집이라고 한다.

말기암은 잠자고 있던 암 줄기세포가 깨어나서 이러한 배아기 때의 호르몬에 반응한다. 이런 이유로 우리 몸의 면역계가 암 줄기세포를 적으로 인식하지 않는 것이다. 다시 우리의 면역계가 깨어나서 T세포와 독성 T세포가 자신의 역할을 하게 해야 한다.

항암제는 주요 부작용이 골수를 억제하여 백혈구, 림프구 수치가 낮아진다. 이 수치가 낮아지면 암과 싸울 수 있는 면역세포의 수가 줄어드는 것을 의미한다. 면역계는 눈이 멀어있기도 하고 또한 싸울 수 있는 면역세포의 수도 줄어든 상태가 된 것이다.

이상 세포를 감지해서 세포사멸을 하는 암억제유전자 p53에 돌연변이가 생겨서 암이라는 비정상세포를 처리하지 못하게 된다. 또한 p53의 정상적 활동이 불가능하게 눈이 먼 상태를 유전자가 메틸레이션되었다고 부른다. p53의 변이는 암 줄기세포 발생률이 100배 더 많아지게 한다. NF-κB는 배아세포 보호 인자로 p53과 결합해서 작동을 억제하고 이 경로가 활성화되면 항암, 방사가 듣지 않게 된다. 암의 제어는 NF-κB를 핵심적으로 제어해야 한다. 이 경로는 아포토시스를 억제하고 손상된 세포의 증식을 촉진한다.

NF-κB는 배아줄기세포 성장인자인 Oct-4, Sox2, Nanog를 활성화해서 암 줄기세포를 발현한다. 또한 EGFR 경로와 함께 상승효과를 일으키므로 두 경로를 같이 통합적으로 접근해서 막아야 한다. NF-κB 경로는 아출, 강황, 갈근, 황련, 고삼, 오수유, 단삼으로 억제하고 EGFR을 막기 위해서는 고삼을 같이 쓰면 좋다. EGCG(녹차 추출물), 케일, 녹즙, 카레, 마늘이 p53을 활성화한다. 골수 생성을 올리는 데는 로얄제리, 구기자, 당귀, 신선초, 베타글루칸이 잘 듣는다. 유기농 동결가루, 신선초를 주로 이용해서 물에 타서 마신다.

26

혈관신생을 억제하는 식단과 천연물

혈관신생(Angiogenesis)

암은 처음 생겼을 때는 볼펜심으로 콕 찍었을 때의 크기 정도이다. 미세 암은 장기에 침범하지 않는 한 크게 위협적이지 않다. 이런 크기의 암이 성장하기 위해서는 혈관을 통해서 산소와 영양분을 공급받는다. 우리 몸의 정상 체계는 몸에서 혈관을 만들고 유지하여 신체의 필요한 곳에 영양분을 공급한다. 혈관신생은 바로 혈관이 만들어지는 체계이고, 이런 혈관 통제 기능이 깨진 경우 질병이 발생한다. 우리 몸의 혈관은 10만 km에 달하고 심장에서 뿜어진 혈액이 다시 돌아오는 시간은 단 60초가 소요된다. 혈관의 말단에는 모세혈관이 존재한다. 모든 세포는 모세혈관에서 반경 200㎛ 내에 존재한다.

혈관신생이 이루어지는 시기는 배아세포가 자궁 내에 착상하는 시기에 이루어진다. 수정란이 착상된 후 태반으로부터 혈액을 받아 영양분을 공급받는다. 다른 경우는 우리 몸에 상처가 생기면 출혈이 나고 혈소판이 분비되고 지혈된다. 이 시기에 혈류가 막히면서 상처 부위에는 산소가 부족한 저산소 구역이 생긴다. 이때 상처를 입은 세포는 혈관신생을 자극하는 성장인자 VEGF(혈관내피성장인자)를 분비하게 된다. 새로운 혈관이 생겨서 상처 난 세포에 혈액을 공급하여 재생하게 한다. 앞장에서 언급했듯이 줄기세포암은 배아세포의 성장 기전을 따르고, 또한 상처의 치유과정과 비슷한 성장 기전을 나타낸다.

우리 몸의 방어체계는 불필요한 혈관신생을 억제하는 기능이 있다. 미세 암이 더는 자라지 못하는 이유는 혈관신생 억제 기능이 정상적으로 작동하기 때문이다. 미세 암에 혈액 공급이 차단되면 암은 성장을 멈추고 사멸한다. 실험실에서 암세포에 신생혈관이 생기면 종양의 크기가 2주 만에 16,000배로 증식하는 것을 확인했다. 암 치료에 있어서 핵심적인 부분이 바로 혈관신생의 억제이다. 미국 FDA의 마크 매클렐런은 혈관신생 억제제가 수술, 항암, 방사에 이어 4번째 암 치료요법이라고 했다. 과도한 혈관신생으로 생기는 질병은 대표적으로 각종 암, 황반변성 출혈, 류머티스 관절염, 알츠하이머, 비만 등이다.

혈관신생이 부족해서 생기는 질병도 있다. 신체는 혈관을 통해서 영양이 가야 하는데 적절히 공급되지 못하면 역시 심각한 결과가 초래된다. 대표적으로 신경장애, 당뇨병, 죽상동맥경화증, 허혈성 뇌졸중, 심근경색과 만성적인 상처가 관련이 있다. 당뇨가 있는 동물에 VEGF(혈관내피성장인자)를 주입하면 신경에 혈류가 늘어나고 정상 수준으로 신경을 회복하는 사실이 밝혀졌다. 우리 몸은 혈관신생의 균형을 정상화하면 건강한 상태로 되돌릴 수 있다. 암의 치유에 있어서 혈관신생 성장인자를 조절하는 표적치료제와 적절한 식이요법, 천연물을 통해 암을 억제할 수 있다.

혈관신생을 조절하는 식품

콩의 식물성 여성호르몬 성분이 유방암을 일으킨다는 잘못된 믿음은 이미 4장에서 해결되었을 것이다. 식물성 에스트로겐은 유방암의 작용을 억제하는 역할을 한다. 특히 콩의 제니스테인 성분이 혈관신생을 억제하여 암의 성장을 제어한다.

'상하이 유방암 생존 연구'는 5,000여 명의 유방암 완치 환자를 조사했다. 콩의 섭취량이 많을수록 유방암 재발 확률이 32% 감소하고 사망률도 19% 감소했다. 이것은 호르몬 양성과 호르몬 음성 유방암에 관계 없이 나타난 결과이다. 단백질 공급과 암 재발·전이를 막기 위해 하루에 콩 단백질 10g, 두유 1컵에 해당하는 양이 적정량이다.

토마토의 라이코펜, 루틴 같은 카르티노이드는 혈관신생을 억제한다. 특히 라이코펜은 껍질에 3~5배 더 많이 함유하므로 껍질째 끓여서 익혀 먹는 방법이 가장 효과적이다. 마늘과 올리브오일, 브로콜리, 토마토를 끓여서 만든 수프는 강력한 항암 수프 역할을 한다. 1주일에 토마토수프를 2~3컵 마시는 남성은 전립선암에 걸릴 확률이 30% 이상 낮아진다. 특히 껍질이 검붉은 흑토마토의 라이코펜 함량이 가장 높다. 항암 중에는 위장 기능 장애가 많이 나타나므로 따뜻하게 끓인 야채수프를 복용하면 항암력도 올리고 영양소도 채울 수 있다.

십자화과 채소인 브로콜리, 청경채, 케일, 콜리플라워에는 설포라판 성분이 들어있다. 이 설포라판에는 강력한 혈관신생 억제 작용이 있다. 브로콜리 섭취는 비호지킨림프종, 폐암, 유방암, 난소암, 식도암, 전립선암의 발병률을 현저히 낮추는 결과가 있다. 케일에는 혈관신생 억제 성분이 6가지 들어있다. 브라시닌, 인돌-3-카비놀, 퀘르세틴, 루테인, 설포라판, 켐페롤의 성분이 있다. 한국 식단에서 케일로 조리법을 찾는 것이 다양하지는 않다. 케일을 즙으로 내서 섭취하는 것이 가장 많은데, 녹즙을 만드는 방법이 복잡하고 힘든 환자들은 유기농 동결 케일 가루를 따뜻한 물에 타서 마시면 된다.

과일에도 혈관신생 억제 작용이 많다. 복숭아, 자두, 살구, 체리, 망고, 리치, 사과, 딸기, 베리류 등에는 각종 생리활성 물질이 풍부하다. 베리류의 시큼한 맛에는 안토시아닌과 엘라그산이 풍부하고 이것이 혈관신생을 억제한다. 나는 아로니아 농축액을 매일 마신 것이 3년이 되었고,

사과는 매일 껍질째 섭취한 지 4년이 넘어간다. 여름에는 사과 대신 복숭아를 많이 먹지만, 너무 단 복숭아보다 껍질째 먹는 딱딱한 복숭아를 선호한다. 모든 과일의 껍질에 생리활성 물질이 풍부하다. 너무 과도하게 단 과일을 섭취하면 중성지방과 혈당을 올릴 수 있으니 양을 조절해야 한다.

오메가3 지방산의 섭취

해산물은 말기암 환자가 선택할 수 있는 좋은 단백질원과 오메가3 지방산의 공급원이다. 계속해서 강조하는 것은 암환자는 기름이 들어간 식품의 선택에 유의해야 한다. 기름은 열이나 공기 중에 노출되면 산화하기 쉬운 성질을 기억해야 한다. 지방산은 세포막의 주요 구성성분이다. 인지질 이중층의 세포막구조는 세포의 신호전달에 중요한 역할을 한다. 인지질 이중층은 세포액 속에 인지질이 뗏목처럼 떠 있는 구조이다. 이때 적절한 유동성을 확보해야만 세포의 신호전달에 이상이 생기지 않는다.

세포막 유동성의 핵심이 오메가3 지방산이다. 현대인의 식단은 기름으로 볶거나 튀긴 음식을 많이 섭취하는데 이것은 오메가6 지방산이 대부분이다. 암환자는 식단에서 완전히 식용유 사용을 배제해야 한다. 세포의 신호전달의 문제는 곧 DNA의 변이가 시작되는 원인이 된다. 육류의 지방도 세포막의 유동성을 떨어뜨리므로 섭취를 제한해야 한다. 말기암 환자의 체내에는 오메가3 지방산이 절대적으로 부족하다. 암환자에게 식단 지도하면서 식용유, 육류, 우유, 유제품, 밀가루, 설탕류를 금하게 한다. 환자는 그러면 먹을 것이 없다고 푸념한다.

해산물에 눈을 돌리면 식단이 꽤 풍성하게 된다. 오메가3 지방산이 풍부한 생선은 대구, 해삼, 바지락, 방어, 농어, 새조개, 연어, 가자미, 참굴, 멸치, 오징어, 게, 홍합, 문어, 전복 등이 있다. 단, 해산물은 회로 먹어서는 안 되고, 익혀서 찌거나 데치고, 탕으로 끓여서 섭취하면 된다. 항암 중에 호중구를 유지하고 암세포의 혈관신생 억제를 위해서 취향에 맞는 해산물을 식단에 포함하면 항암이 어렵지 않다. 나와 친정 아빠는 주로 전복, 문어, 오징어, 새우, 미꾸라지를 많이 섭취하여 체중이 유지되었다.

나는 하루에 2가지 종류의 차를 여러 잔 마신다. 환자들에게 가장 많이 받는 질문이 커피는 마셔도 되는가이다. 암은 교감신경과 부교감신경의 균형이 깨지고 지나치게 교감신경이 항진되어 있는 상태이다. 교감신경의 항진은 곧 몸의 염증을 일으키게 되고 만성 염증이 된 상태가 암이 온 몸이다. 커피는 교감신경을 항진시킨다. 암을 치유하려면 낮아진 부교감신경계를 끌어올려야 한다. 기도, 호흡, 감사, 식단을 통해서 조금씩 올라오려는 부교감신경계는 무심코 마시는 커피 한 잔으로 다시 우리 몸을 혼란으로 빠져들게 한다.

유방암 환자는 커피를 끊지 못하고 있다. 유방암이 왔다는 것은 만성피로에 할 일이 많은 40, 50대 여성이 자신의 체력 이상으로 일을 했다고 볼 수 있다. 일해야 하기에 커피를 마셔왔고, 결과적으로 유방암이 되었다. 그렇다면 이제는 커피와는 작별해야 한다. 우유가 들어있는 라테나 시럽이 들어있는 커피류도 안 된다. 우유에 들어있는 성장인자가 암세포에게 먹이를 준다고 상상해보라. 대신 다양한 종류의 차로 눈을 돌리자. 녹차, 허브차, 홍차, 루이보스차에는 혈관신생 억제 작용이 강하다. 한 종류의 차만 마시는 것보다 여러 종류의 차를 마실 때 항암효과가 증가하는 논문 결과가 있다.

혈관신생 억제 식품

흙토마토	검정콩	녹차	굴
사과	아몬드	캐모마일차	조개류
베리류	감초	홍차	연어
복숭아	강황	청경채	전복
살구	호두	브로콜리	오징어
천도복숭아	밤	케일	농어
딸기	마늘	콜리플라워	대구
석류	잣	양파	문어

27

보충제의 종류와 의미

좋은 보충제 선택하기

말기암 환자의 보충제는 아주 신중히 선택해야 한다. 일반인이 인터넷에 나오는 정보를 참고하여 선택하기에는 한계가 있다. 같은 성분이어도 성분을 추출하는 방법, 원료의 차이 등에 따라 표기 성분이 같지만 실제 인체에 투여했을 때의 효과는 전혀 다를 수 있다.

상담해보면 환자들이 상당히 많은 종류의 보충제를 복용 중이다. 하지만 혈액검사지를 보면 보충제를 복용한 효과가 보이지 않는다. 환자들은 전문가인 약사의 도움이나 추천보다는 인터넷이나 유튜브 정보를 보고 약을 선택하고 있었다.

건강한 사람은 복용 시 유의미한 효과와 부작용이 없는 정도면 괜

찮겠지만, 말기암은 시간과의 싸움이다. 효과도 없는 보충제에 시간과 돈을 써서는 안 된다. 정확하게 타깃을 잡고 복용해야 한다. 백혈구, 호중구, 림프구 수치가 낮으면 복용 한 달 후에 수치의 변화가 나타나야 한다. 항암 끝난 지 1년이 지났는데, 아직도 항암 때의 혈액 수치로 머물러 있는 경우가 대부분이다. 1장의 4기 비소세포폐암 환자의 혈액검사지를 자세히 보면, 3주 만에도 혈액 수치는 변화한다. 보충제를 쓰면 간 수치가 올라간다는 말은 검증되지 않은 보충제라는 것이다.

비소세포폐암 4기 80세 환자가 간 전이가 되어 간 수치가 올라가 있는 상태였다. 15가지 보충제를 복용해서 올라간 간 수치는 정상이 되었고, 다른 수치도 항암제의 독성에 영향을 받지 않았다. 환자는 좋은 병원, 의사 선생님, 그리고 실력이 있는 약사를 만나야 한다. 다시 강조하지만 약은 인터넷에서 구매하면 안 된다. 특히 암환자는 그런 식으로 자신의 건강을 확률에 던져서는 안 된다. 암 치료에 있어서 표준치료도 중요하고, 식이요법은 기본이고 보충제를 함께 써야 치료의 효율이 올라가고 항암제 독성으로부터 나의 정상세포를 보호할 수 있다.

다음은 내가 환자들에게 주로 처방하는 보충제 구성이다. 암의 기수에 따라 종류는 달라지지만 이렇게 복용한 환자들은 혈액검사지를 보면서 만족해한다. 혈액검사지를 보기 전에 본인의 혈색이 달라지고 피로감이 사라지는 것을 느낀다.

항암 후 지속된 피로감에 검사지를 보면 마지막 항암 후 검사 결과에서 달라지지 않는 것은 백혈구, 호중구, 림프구 수치이다. 백혈구가 4 이하이거나 4를 간신히 넘긴 수치는 피로감이 있고 힘이 없다. 적혈구 관련 수치도 정상에서 낮아 있을 것이다. 나의 첫 번째 책《열방약국 유방암 상담소》의 보충제 부분을 먼저 읽어 볼 것을 추천한다. 왜 이 성분의 보충제가 필요한지를 자세히 설명해 놓았다.

체액을 교정하는 죽염

몸의 체액이 암환자는 산성이 되어 있다. 정상 체액은 소변 기준 ph 7.4 약알칼리성이다. 암환자의 체액은 ph 5~6, 기수가 1기 정도이면 6.5~7.0이 많았다. 기수가 높을수록 몸은 5에 가까웠다. 나는 2기였지만 발병 당시 5였고, 지금은 7.4에 정확히 와 있다. 5와 7의 차이가 무슨 큰 차이인가 싶지만 7에서 6이면 10배 산성, 다시 5로 내려가면 7일 때보다 100배 산성으로 보면 된다. 암 종양 덩어리가 커지면서 암은 대사 경로를 미토콘드리아가 아닌 세포질에서 산소 없이 에너지를 만든다. 이때 배출되는 것이 젖산이다. 젖산 분비가 많아지면서 암세포 주변은 ph를 급격히 산성화로 만든다.

말기암 환자의 체액을 빠르게 교정하기 위해서는 죽염이 필요하다. 일반 소금과 죽염은 성분과 영양소 면에서 차이가 크다. 죽염에는 80여 종의 미네랄이 함유되어 있고, 활성산소를 제거하는 환원력이 뛰어나다. 암환자는 정제염을 요리에도 최대한 배제하고 죽염으로 대체해야 한다. 아침 공복에 일어나서 온수에 죽염 1꼬집을 타서 마시면 좋다. 본인의 입맛에 '짜다'라는 농도보다는 '아, 달고 맛있다' 정도의 농도로 마시면 된다. 양질의 죽염은 짜지 않고 단맛이 난다. 죽염 물을 마시면 위산 부족도 해결해주어 소화력과 역류성 식도염이 개선된다.

신진대사를 교정하는 액상 칼슘

세포에는 세포막의 전위차가 존재한다. 이 균형이 잘 잡혀야 세포의 교신이 활발하고 세포대사도 원활하게 일어난다. 세포 영양 검사 상태를 측정하는 새로운 진단기기가 개발되어 1분 30초 만에 위상각(Phase angle), 세포 외 수분비, 체세포 양 등을 측정한다. 위상각은 세포막의 건강도와 미토콘리아의 기능을 예측해주는 지표이고 영양 상태, 만성피로 등을 진단한다. 암환자는 이 위상각과 세포 외 수분비가 깨져있다. 정상적인 세포는 세포막이 튼튼하므로 탱글탱글하게 모양이 잡혀있다. 암세포는 세포막이 쭈글쭈글하게 찌그러져 있는 것을 볼 수 있다. 체수분 비율도 세포 내외 수분균형이 깨져있다.

굳이 비싼 검사를 하지 않아도 암환자는 이 균형이 깨져있다고 보면 된다. 산성화된 체액으로 인해 몸은 균형을 맞추기 위해서 뼈에서 칼슘을 빼내어 온다. 동물성 단백질 섭취와 카페인은 급격한 칼슘 손실을 일으킨다. 또한 칼슘은 세포 내액, 외액 농도가 1대 1만으로 균형을 잡고 있다. 암환자의 세포 내 칼슘 균형은 깨져있으므로 미토콘드리아의 기능이 저하되어 있다. 일반 칼슘 정제는 세포 내 흡수가 현저히 떨어지는 제품이다. 반면에 액상 칼슘은 시그마 안티본딩 결합으로 70가지 해수 속의 미네랄이 포함되어 있다. 유방암 2기 환자의 골다공증 수치가 -2.3이었는데 액상 칼슘 복용 3개월 만에 -1.0으로 올라왔다. 칼슘은 흡수율이 관건이다. 액상 칼슘은 암환자의 혈중 젖산 분해효소(LDH)의 농도를 조절하여 낮추는 역할을 한다. 또한 p53유전자의 변이도 억제하고 세포 내 칼슘 농도를 신속히 올려주어 균형을 이루게 한다.

면역계를 올리는 베타글루칸

베타글루칸은 버섯에 존재하는 다당류로서 세포의 정보교신에 작용한다. 세포막에는 다당류가 가지를 뻗어있듯이 존재하고 세포 간의 신호전달물질을 인식한다. 존 호지슨은 "세포가 암이나 자가면역질환처럼 자기 자신을 공격하기 시작하는 것은 그 세포들의 표면에 있는 탄수화물 정보가 변경되었다는 것을 의미한다."라고 그의 책《탄수화물의 문자화》에서 강조했다. 이런 다당류 가지 또는 섬모 모양의 안테나가 없어지면 신호전달에 문제가 생기고 암세포로 변하게 되는 것이다.

베타글루칸을 복용하면 면역력이 높아지고, 항암 중 호중구, 림프구 수치의 저하를 막아주는 것을 환자들의 혈액검사지를 통해 관찰했다. 식이로는 버섯류, 귀리, 다시마, 흑미강 속에 존재하나, 암환자는 식이로는 부족하다. 흡수율을 극대화한 베타글루칸은 섭취 후 3일 후부터 최고 활성도가 나타난다. 항암 환자에게 내가 가장 많이 권하는 보충제이고 효과가 뛰어나다. 4기 암환자에게 사용해보니 호중구가 떨어지지 않았고, 림프구 수치도 좋았다. 골수 보호기능이 뛰어남을 알 수 있었다.

콜레스테롤 균형을 갖게 하는 오메가

어류, 식물성 조류, rTG, 크릴, 아마씨 성분의 오메가3 제품이 현재 시장에서 판매되고 있다. 이런 오메가 제품은 제조 과정에서 여러 화학 공정을 거치고 열을 가하게 된다. 오메가3는 그야말로 기름이기 때문에 이러한 몇 단계의 공정을 거치게 되면 산화, 변성이 일어난다. 산화된 기름을 섭취하는 것은 암환자에게 독을 투여하는 것과 같다. 기존에 복용하던 오메가3 제품은 말기암 환자에게 적합하지 않다. 오메가3는 지질뗏목 부분에서 강조했다. 세포막이 산화와 변성이 되면 지질뗏목에 영향을 주어 불필요한 신호전달이 많이 생기게 된다.

콜레스테롤의 조절이 중요하다. 총콜레스테롤도 낮추어야 하고 중성지방, LDL, HDL 비율을 신경 써야 한다. 한국인의 오메가3:오메가6의 비율은 1:20 또는 1:50이다. 오메가6는 식용유 등의 기름을 의미한다. 암환자의 식단에서 식용유를 완전히 배제해야 한다. 중성지방:HDL의 비율이 높을수록 심장질환 발생 비율이 16배 올라간다고 한다. 활성산소로 인한 산화, 염증, 설탕 섭취, 스트레스 환경은 혈관 내피세포에 기능 장애를 일으킨다. 인슐린 농도, 중성지방 수치가 높고 HDL이 낮으면 B형 LDL 수치가 높아진다.

B형 LDL이 사이토카인을 분비하고 암 줄기세포의 전이에 관여한다. B형 LDL 수치는 중성지방과 HDL 비율로 예측할 수 있다. 중성지방(TG):HDL이 예를 들어 150:50으로 3 이상이면 인슐린 저항성과 B형 LDL 수치가 높다고 본다. 체내에 과도한 당은 단백질과 접촉하고 단백질이 제대로 작동하지 못한다. 이것을 '당화되었다'라고 표현하고 당화된 단백질은 좁은 모세혈관을 지나가지 못한다. 혈중 콜레스테롤이 올라가면 암의 먹이로 사용되고 암은 지방산에 부착하여 전이하게 된다. 좋은 오메가3 지방산을 섭취해야 하는데, 나는 8가지 씨앗을 저온 압착하여 산화 변성하지 않은 오메가3를 추천하고 있다.

비타민C는 천연물에서 추출한 천연비타민C로 섭취하라

고함량 비타민C 요법이 유행처럼 퍼지고 일반인도 모르는 사람이 없는 영양소가 비타민C이다. 나는 합성비타민C 요법에 대해서는 주의를 요하고 있다. 암의 예방과 암의 억제를 위해 3,000~1만mg의 고함량 합성비타민C를 복용하는 방법은 내 몸의 해독 체계에 무리를 준다고 본다. 천연 영양소와 합성 영양소는 분자구조가 비슷하지만, 생체 내에서 흡수율의 차이는 크다. 브라이언 R. 클레멘트는 천연 영양소와 자연식품만 섭취하는 그룹과 합성 영양제 그룹으로 나누어서 3주간의 실험 후 1,100명의 혈액을 관찰했다. 결과는 합성 영양제 그룹은 세포의 영양소 결핍 정도가 심했고, 영양제는 거의 흡수되지 않았다.

비타민이 흡수되려면 조효소, 항산화제, 미량원소와 함께 작동해야 하는데 단독으로 분리되어 만들어진 비타민은 세포 내에서 기능을 수행하지 못하고 오히려 독소로 작용하고 면역계를 교란할 수 있다. 면역계는 합성 영양제를 적으로 인식할 수 있기 때문이다. 외부 물질이 들어오면 면역계 중 백혈구가 많이 투입되어 싸우게 된다. 합성비타민C는 합성 아스코르빈산과 옥수수당인 것이다.

말기암, 전이암 환자는 비타민을 선택할 때 신중해야 한다. 이미 몸에는 암으로 인한 독소로 면역계가 싸울 힘을 다 소진한 상태이다. 여기에 더 짐을 지우면 안 된다. 합성비타민C를 복용하지 말고 진짜 레몬즙을 희석해서 마시거나 아로니아 농축액, 베리류로 진짜 과일을 통해서 섭취해야 한다.

염증을 제거하는 커큐민

매일 우리의 몸에는 최대 1만 개의 DNA 오류가 발생한다. 이 오류의 누적은 볼펜으로 찍은 점보다 더 작은 암세포를 만들게 된다. 우리 몸의 방어체계는 DNA 오류를 p53 등이 작동하여 제거한다. 제거하지 못한 작은 암세포는 혈관신생을 해서 전이가 되면 2주 만에 크기가 1만 6,000배로 커진다. 이런 혈관신생을 막기 위해 혈관신생 억제제인 아바스틴을 쓴다. 그러나 혈관신생을 억제하게 되면 그 부분에 저산소증이 생기게 된다. 저산소 상태는 다핵거대암세포(Polyploid giant cancer cell)를 만들고 급격히 암 줄기세포를 발현한다. 아바스틴만 계속 쓰게 되면, 이것은 결국 암 줄기세포를 발현하게 되는 것이다.

혈관신생 억제제를 투여할 때 천연물인 커큐민을 같이 쓰면 다핵거대암세포의 생성이 억제된다. 커큐민은 암의 전이와 증식억제에 가장 효과가 입증된 성분이다. 다만 커큐민의 흡수율이 떨어져서 보충제 선택 시 주의해야 한다. 저가의 커큐민은 복용한 것이 아주 극소량만 흡수되고 소변으로 배설된다. 커큐민은 암세포 주기를 억제하여 암의 증식을 막는다. p53을 활성화하고 NF-κB, m-TOR, Bcl-2를 억제하여 세포자살을 촉진한다. COX-2, MMP-9, VEGF를 억제하여 암세포의 신생혈관 생성을 억제한다.

잔디의 뿌리까지 제거하는 후코이단

미역과 다시마에 0.3% 존재하는 후코이단은 면역력 증강, 암세포 사멸 유도, 신생혈관 억제 등의 효과가 입증된 성분이다. 후코이단은 다당체로서 세포의 교신을 원활하게 하고 항암, 방사선 치료의 부작용을 낮춰준다. 천연물질이고 다른 식품이나 약과 함께 투여해도 안전하고 일단 부작용이 거의 없다. 식이섬유를 많이 섭취했을 때 나타나는 더부룩함 정도이다.

일본의 후나바시 교수는 유방암 세포에 대한 세포사멸 효과가 항암제인 5-FU보다도 뛰어남을 확인했다. 또한 후코이단은 암세포에 70% 정도 사멸 효과가 있는 반면에, 정상세포에는 전혀 손상이 일어나지 않았다.

항암 부작용으로 일어나는 골수의 손상으로 면역세포가 줄어들고, 백혈구, 림프구의 숫자가 낮아진다. 환자는 항암이 끝나도 피곤함에서 벗어나지 못하고 힘들어한다. 연구에 의하면 방사선 치료 부작용인 골수 기능 저하가 후코이단을 사용하면 줄어드는 것으로 보고되었다.

항암, 방사 치료 시 후코이단 병행 요법을 써본 결과 백혈구, 호중구, 림프구 회복 속도가 빠르고 기력 손상도 적었다. 80세 비소세포폐암 아빠는 6개월 이상 복용 중이고 암세포의 완전한 사멸까지 복용할 것이다. 6개월 복용 시점의 백혈구는 6,400에 이르렀고, 항암치료 시 줄었던 체중도 빠르게 회복되었고 운동능력도 상승했다.

체내 대사를 활성화해주는 미네랄

우리나라 전통 식단은 야채식이 많았기에 칼륨의 양이 나트륨보다 4배가 많았다. 하지만 현대인의 식단은 소금(가공소금)이 들어있고, 과일, 채소의 섭취는 적다. 이런 식단은 칼륨과 나트륨의 균형을 깨뜨리고 세포막 전위차에 영향을 주어 세포를 산성화한다. 세포막 외부는 나트륨이, 내부에는 칼륨의 비율이 높아야 균형을 이루고 세포 내 산소의 이동도 신속하게 이루어진다. 이 미네랄의 균형이 세포의 '생명의 배터리'에 핵심이 된다. 건강한 세포의 전압은 90밀리볼트이고 암세포의 전압은 30~45밀리볼트로 낮아 있다. 그러므로 암환자의 식단에 칼륨이 많은 녹색 야채를 늘려야 한다. 가공 소금은 안 되고, 천일염 또는 죽염을 쓴다.

서해안 천일염과 죽염에는 우리 몸의 대사에 꼭 필요한 미량 미네랄이 풍부하게 들어있는 영양소 덩어리이다. 미네랄은 우리 몸의 구성 성분이고 효소를 활성화한다. 비타민의 활성화와 호르몬을 만드는 재료가 된다. 암을 억제하는 대표 미네랄은 아연, 셀레늄, 요오드, 칼슘, 유황이다. 투병 중에 균형이 잡힌 미네랄의 섭취가 중요하다. 혈중 구리의 농도가 높은 것은 좋지 않다. 구리 농도의 상승은 혈액순환을 방해하고 암이 성장하고 전이에 관여한다. 어떤 한 가지 미네랄 혈중 농도가 높은 것은 바로 세포 내 미네랄 균형이 깨져있는 것이다. 검사를 통해서 점검해보는 것이 좋다.

영양을 보충해주는 퀴노아 단백질, 귀뚜라미 단백질

내가 제안하는 식단은 채식 위주와 달걀과 해산물을 통한 단백질 섭취이다. 자연치유를 말하는 사람은 100% 채식만을 고집하는데 나는 중간적 입장이다. 육류는 배제하고 해산물과 달걀을 허용하고 야채는 소화력이 약할 때는 익혀서 섭취한다. 개인의 위장 흡수력에 따라 야채는 익히거나 생으로 섭취하면 된다.

말기암에 있어서 아미노산은 중요한 영양소이고, 악액질로 가거나 복수가 차 있는 상태에는 총단백질, 알부민 수치, 콜레스테롤 수치가 다 정상 아래가 된다. 백혈구, 적혈구, 혈소판, 빈혈 수치도 정상 아래에 이르고 영양부족 상태에 놓이게 된다.

이럴 때 병원에서는 단백질을 섭취하라고 한다. 환자들은 뉴케어나 산양 단백질, 우유, 소고기를 잔뜩 섭취하게 된다.

폐암에서 뇌 전이가 온 4기 환자의 가족은 식이요법을 어떻게 했냐고 물으니 합성 단백질 제품, 우유, 소고기 등만을 집중적으로 섭취했다고 했다. 식이요법에 대해서 이유를 설명하자 병원에서는 알려주지 않았다고 답답해했다. 이런 식이요법은 몸의 산성화를 가속화하고, 4기 암환자가 우유와 소고기를 섭취해도 흡수하지 못한다. 단백질을 섭취하면 4시간 안에 분해되어 아미노산으로 바뀌고 장에서 흡수된다.

장에서 흡수가 잘 되는 퀴노아 단백질과 귀뚜라미 단백질 보충제를 써서 단기간에 체중과 영양 결핍을 해소하니 항암, 방사 부작용을 이기고 투병에 성공하는 사례가 있다. 퀴노아는 식물성 단백질로 무항원성이고 알레르기를 일으키지 않는다. 쌀, 퀴노아, 호박, 사물탕(당귀, 숙지황, 천궁, 작약), 브로멜라인과 파파인(소화효소제) 등이 포함된 보충제는 저체중의 4기 환자의 체중도 올려주고 다른 혈액 지표도 올려주어 체력을 보강해준다. 귀뚜라미는 단백질 덩어리고 생체 효율이 높다. 당뇨환자나 노인의 근감소증에도 아주 효과가 뛰어나다. 항암 후 탈모에도 이러한 보충제를 써서 신체의 원료를 보충해주면 머리카락의 재생에도 도움이 된다.

장내 유익균을 보충하는 유산균

면역력을 올리는 것이 암환자에게 중요하다. 대표적인 면역계는 골수와 가슴샘인데, 40세부터는 가슴샘의 크기가 줄어들고 50세부터는 거의 기능을 하지 않는다. 중년 이후의 면역은 림프조직으로 옮겨가고 그 핵심이 장이다. 림프구의 60~70%가 장내에 존재한다. 면역력이 떨어지는 50세부터 암에 걸리기 쉽게 되는 것이다. 림프관은 그물처럼 퍼져 있고 장내 면역기능을 올리고 복부의 이물질을 걸러내고 간에서는 알부민의 흡수를 돕는다. 소장에서는 지방을 흡수하고 대장에서 수분을 재흡수하는 역할을 한다.

암환자의 변은 부패한 냄새가 나고 색도 까맣다. 변 색깔이 황금색이 되고, 정상 대변의 횟수로 돌아온다면 이 환자의 면역력이 회복되었다는 징조로 볼 수 있다. 나의 아빠는 이틀에 한 번 힘겹게 변을 보는 대변 습관이었다. 식이요법을 하고 보충제 섭취를 하여 항암 중에도 매일 힘주지 않고 변을 볼 수 있게 되었다. 장내 ph는 약산성으로 6이 되면 면역력이 최상인 상태이고 암을 공격할 수 있는 면역 상태가 된다. ph6인 상태는 냄새도 없고, 황토색의 변이 된다. 통곡물, 채소, 버섯 등의 식이섬유를 섭취하고 보충제로서 식이섬유와 유산균 복합제제를 복용함으로 개선할 수 있다. 암환자는 변비 또는 설사 경향이 있는데, 부단한 노력으로 장내 환경을 개선해야 한다.

28

3개월의 기적 만들기!

뇌 가소성 이해하기

우리 몸의 각 부위의 교체 주기는 다음과 같다. 간, 백혈구는 약 14일, 적혈구 120일, 피부 28일, 뼈 200일, 내장 세포는 3~5일이다. 이 교체 주기가 3번 이상 반복되어야 체질의 변화가 생긴다. 치유를 목표로 두고 식사 습관, 생활 습관, 보충제 섭취와 천연물 요법을 하면 3개월 안에 몸의 변화를 알 수 있게 된다.

먼저, 혈액검사에서 백혈구 수치가 가장 빠르게 변화를 나타낸다. 치유를 좀 더 빠르게 가속화하는 방법은 뇌를 바꾸는 것이다. 뇌를 바꾼다는 것은 생각하는 법을 바꾼다는 것이다. 이 책의 앞부분에서는 세포 단위의 문제점을 해결하는 법을 제시했다. DNA 변이로 인한 암세포를 제거하기 위한 많은 천연물 요법을 소개했다.

여기에 한 가지 환자 자신이 반드시 이해하고 행동해야 할 영역이 있다. 우리는 무엇을 먹느냐로 유전자 스위치를 켤 수도 있고 끌 수도 있음을 알게 되었다. 또한 우리가 무엇을 생각하느냐에 따라 뇌 속의 화학물질을 조절하고 뇌 속 '프로그램'을 변화할 수 있다. 마음에 무엇을 생각하느냐에 따라 '태도'가 되고 '삶의 질'을 좌우하게 된다. 이것을 규명한 학문이 '후성유전학'이다. 뇌 가소성(Neuroplasticity)은 우리의 뇌는 변화 가능하며 발전할 수 있다는 것이다. 나이가 들고 늙어서 머리가 나빠지고 기억력이 없어진다는 말은 틀린 말이다. 현재의 뇌과학은 머리가 가장 좋은 나이가 46~65세라고 한다.

나는 이 말에 요즘 무척 동의하고 있다. 2018년 암에 걸렸지만 2022년 현재 암 걸리기 전보다 집중력과 책 읽는 능력이 놀랍도록 상승했다. 이전에는 책도 읽지 않던 사람이 2년 만에 두 권의 책을 집필했다. 나는 왜 독자에게 뇌 가소성을 강조하는가? 그것은 내 몸의 치유도 생각과 태도에 따라 달라지기 때문이다. 내가 부정적인 생각을 하면 나의 뇌 신경 줄기에 새로운 길이 나는 것이다. 뇌는 익숙한 대로 반응하게 되어 있다. 암이 생겼다는 것은 신경 줄기에 부정적인 입력이 많이 되었다는 것이다. 이 신경 줄기 즉 신경의 길, 사고의 길, 마음의 길을 바꾸는 것이 치유의 지름길이다.

생각하는 방식을 바꾸면 뇌 신경 줄기에 새로운 길이 난다. 우리가 먹는 음식을 바꾸면 세포막이 변화하고 세포 속으로 산소와 영양소가 신속하게 공급된다. 세포 에너지대사의 흐름이 바뀌고 켜져야 하는 신호들이 정확하게 작동하게 된다. 꺼져있어야 할 유전자도 잠잠히 있게 된다.

어떻게 생각하는 방식을 바꿀 것인가? 긍정적인 생각의 길을 내야 한다. 환자를 상담하면 두려움, 조급함, 답답함, 좌절, 분노, 원망들이 언어 속에 나타난다. 먼저 이런 마음의 상태, 언어가 내 치유에 도움이 되지 않는 것을 인정해야 한다. 변화를 도전받으면 원래 나는 부정적으로 생각하는 사람이라고 말할 것이다.

무의식과 의식의 세계를 바꾸라

우리는 암에서 벗어나기 위해 무엇이든지 할 수 있다. 단지 생각하는 법을 바꾸는 것이 어려운가? 돈이 들지도 않고 힘이 들지도 않는다. 뇌 가소성이 가장 활발한 상태는 바로 아침에 완전히 잠에서 깨지 않은 때이다. 이 시간이 뇌에 새로운 신경 줄기를 만들기 가장 좋은 시간이다. 잠자리에서 일어나기 전에 생각하거나 입으로 중얼거린다.

'나의 간세포는 새롭게 재생된다.(간암이라면)'

'나의 폐 세포는 새롭게 재생된다.'

여기서 한 단계 더 나아가면 상상력을 동원하는 것이다. 건강한 폐를 눈앞에 떠올리며 이렇게 나의 폐는 변화된다고 말하는 것이다.

이것은 나의 뇌에 명령을 내리는 것이다. 뇌는 우리 몸의 모든 호르몬과 신경을 관장하고 있다. 치유에 필요한 모든 자원을 총동원해서 내 몸을 재생하게 하고 면역세포를 깨운다. 현대의 뇌과학이 과학적으로 이런 현상을 증명하고 있다. 새로운 신경 줄기는 21일 동안 지속적인 새로운 생각을 하면 생겨난다. 자동으로 새로운 생각의 길로 가게 하려면 더 굵은 신경 줄기가 생겨야 한다. 21일을 3번 반복하는 63일의 시간이면 A라는 자극에 바로 B로 반응하는 길이 완벽하게 생겨난다. 그래서 우리의 치유는 첫 3달에 집중해야 한다. 뇌도 우리의 세포도 3달이면 변화할 수 있다.

1장에서 아빠의 치유과정을 소개했다. 처음에 나는 아빠에게 "살 것인지, 죽을 것인지"를 선택하라고 했다. 시간이 없고 강한 삶의 의지를 아빠가 가지고 있어야 뇌를 변화할 수 있고 몸에 치유 시스템이 가동하기 때문이었다. 이것은 적중했고, 아빠는 7년을 더 살겠다고 의지를 보였고, 담배를 끊었고, 내가 요구하는 엄격한 식이요법을 따르셨다. 불과 1달 반 만에 폐와 간과 피부 전이암의 크기가 절반으로 줄어들었다. 항암도 수월했고, 발병 7개월 동안 80세의 나이에도 힘들지 않게 투병했다.

"나는 낫는다. 나는 7년을 더 산다. 나의 폐 세포는 새롭게 된다." 라고 반복해서 말하는 것이 어려운가? 정말 가장 쉬운 치유 방법이다. 그러나 효과는 너무나 놀랍다. 내가 입을 벌려 말하면 말할수록 치유의 열망은 더 강렬해진다. 좋아하는 빵, 떡, 믹스커피, 과자, 고기를 끊을 수 있을 정도로 강해진다. 어쩌면 1기 환자보다 4기 환자의 치유가 더 쉬울 수도 있다. 너무 과장되었나? 4기 환자는 살려는 열망이 더 강하기 때문이다. 몸은 힘들지만 밝은 에너지로 긍정적인 언어를 사용하여 말하면 치유의 에너지는 극대화된다.

내가 할 수 있는 것을 시작하라

2년 전, 1기로 상담했던 환자가 나의 권고를 귀담아듣지 않았다. 다시 연락이 왔을 때는 폐로 전이된 4기 환자가 되었다. 그러나 또 상담해보니 아직도 귀담아듣지 않았다.

"그 보충제는 이미 복용하고 있고 이것저것만 복용할게요."

성분이 같다고 해서 다 똑같은 효능을 발휘하지 않는다. 선택적 접근을 할 수 있는 실력이 있는 환자는 드물다. 본인이 생각하는 치유 접근법은 오류가 많고 그 결과는 처참하다.

이 책에는 최신의 치유 방향과 방법을 소개하고 있다. 내용이 이해하기 어렵기에 추가 공부가 필요한 부분도 있다.

환자이고 시간이 없다면 이 책의 1장과 6장만 이해해도 된다. "나는 산다."라고 하루에 소리를 내어 100번을 말해도 되고, 적을 힘이 있다면 100번을 노트에 적는 것도 좋다. 작년에 《열방약국 유방암 상담소》를 집필할 때 나는 100번 쓰기를 했다. 나 자신도 내가 책을 쓸 수 있다는 것이 처음에는 믿어지지 않았다. 그래서 처음에 쓸 수 있다고 믿는 작업이 필요했다. 참고 도서를 읽으면서 '나는 유방암 책을 9월까지 탈고한다.'라고 매일 100번 쓰기를 했다. 60일쯤 썼을 때는 더 이상 쓸 필요가 없었다. 왜냐하면 내가 책을 쓸 수 있음을 알게 되었기 때문이다. 정확히 9월 말에《열방약국 유방암 상담소》를 탈고했다.

3개월을 치유에 집중해보자! 매일 눈뜨자마자 소리를 내어 외친다.

"나는 날마다 새로워진다. 암세포는 사라지고 새로운 정상세포로 재생된다."

불안감이 엄습해 올 때도 말한다. 그리고 움직인다. 내가 먹을 음식을 정성스럽게 챙기고 요리하는 것이다. 생각하는 것, 말하는 것, 먹는 것을 가장 이기적으로 나에게 집중하는 절호의 시간이다. 다른 자녀나 남편이나 아내도 생각하지 말라. 3개월은 오직 나에게만 투자하라. 삶과 죽음이 오고 가는 시간이다. 나를 위해 가장 좋은 것을 주어야 한다. 그리고 믿음으로 바라보면 된다.

나는 4기 암환자를 상담할 때 생각의 흐름을 바꾸도록 권한다. 다음으로 식이요법, 생활 습관을 전환하게 한다. 마지막에 천연물, 보충제 요법으로 신체에 영양을 주고 암세포의 성장 신호를 억제한다.

성경 히브리서 11장 1절 '믿음은 바라는 것들의 실상이요 보지 못하는 것들의 증거니'라는 구절이 있다. 믿음으로 바라보는 것은 실체가 있는 것이다. 건강한 내가 가족과 함께 여행하고, 식사하고, 예배에 참여하고, 기쁘고 즐겁게 생활하는 모습을 날마다 상상하면 된다. 지금은 울 때가 아니고 신속하게 행동할 때이다. 치유는 멀지 않고 바로 내 앞에 존재한다. 내가 할 수 있는 부분을 실행하라.

'우리가 알거니와 하나님을 사랑하는 자 곧 그 뜻대로 부르심을 입은 자들에게는 모든 것이 합력하여 선을 이루느니라.'(로마서 8:28)

참고 문헌

김성동, 《암은 앎이다》, 아이프렌드, 2011

김시언, 이형기, 《바이오 의약품 시대가 온다》, 청년의사, 2019

김찬, 전홍재, 《면역항암치료의 이해》, 청년의사, 2022

김훈하, 《열방약국 유방암 상담소》, 리더북스, 2021

대한암의학회, 《한의통합종양학》, 군자출판사, 2013

대한통합암학회, 《통합종양학》, 범문에듀케이션, 2017

도준상, 《면역항암제를 이해하려면 알아야 할 최소한의 것들》, 바이오스펙테이터, 2019

문창식, 《암, 너는 누구냐》, 담아, 2020

문해란, 이귀녕, 《종양표지자》, 의학문화사, 2001

신인철, 《분자세포생물학》, 마리기획, 2022

엄용태, 《약초약재 300 동의보감》, 중앙생활사, 2017

유화승, 《한국형 통합암치료》, 한국경제신문, 2018

이광호, 《세포와 생명》, 아이뉴턴, 2020

정동기, 박양호, 《암세포를 정상세포로》, 겨리, 2017

정영훈, 《암 완치로 여행하는 우리를 위한 안내서》, 중앙생활사, 2021

나샤 윈터스, 제스 히긴스 켈리, 《대사치료 암을 굶겨 죽이다》, 처음북스, 2018

니일 맥킨니, 유명길 외 역, 《자연요법 종양학》, 한솔의학, 2021

데이비드 B. 아구스, 김영설 역, 《질병의 종말》, 청림라이프, 2012

레이먼드 프랜시스, 전익주, 전해령 역, 《암의 스위치를 꺼라》, 에디터, 2017

로렌 페코리노, 김우영 외 역, 《암의 분자생물학》, 월드사이언스, 2021

리처드 C. 프랜시스, 김명남 역, 《쉽게 쓴 후성유전학》, 시공사, 2013

리하르트 프리베, 유영미 역, 《호르메시스, 때로는 약이 되는 독의 비밀》, 갈매나무, 2018

모토오 요시하루, 고성규 외 역 《한약 암 치료》, 청홍, 2020

브라이언 페스킨, 아미드 하비브, 김성동 외 역, 《암의 비밀을 밝히다》, 푸른솔, 2009

수제인 소머스, 조한경 역, 《암을 고치는 미국 의사들》, 북스타, 2015

윌리엄 리, 신동숙 역, 《먹어서 병을 이기는 법》, 흐름출판, 2020

제인 맥러랜드, 홍수진 외 역, 《암을 굶기는 치료법》, 한솔의학, 2020

토마스 N. 세이프라이드, 홍수진 외 역, 《암은 대사질환이다》, 한솔의학, 2015

패트릭 퀼린, 박창은 외 역, 《암을 이기는 영양요법의 힘》, 중앙생활사, 2017

하기와라 기요후미, 황소연 역, 《내 몸 안의 작은 우주, 분자생물학》, 전나무숲, 2019

하기와라 기요후미, 황소연 역, 《내 몸 안의 주치의, 면역학》, 전나무숲, 2019

열방약국 말기암 통합요법 상담소

1판 1쇄 발행 2023년 1월 12일
1판 8쇄 발행 2024년 10월 25일

지은이 김훈하
펴낸이 이기준
펴낸곳 리더북스
출판등록 2004년 10월 15일(제2004-000132호)
주소 경기도 고양시 덕양구 무원로 6번길 12(행신동, 대흥프라자빌딩) 815호
전화 031)971-2691
팩스 031)971-2692
이메일 leaderbooks@hanmail.net

ISBN 979-11-90616-88-1 03510